Ayurveda Detox

BALVINDER SIDHU

Ayurveda Detox

- Ganzheitlich entgiften und entschlacken
- Ayurvedische Darmpflege
- Tipps für jeden Typ und jeden Tag

Haben Sie Fragen an die Autorin?
Anregungen zum Buch?
Erfahrungen, die Sie mit anderen teilen möchten?

Nutzen Sie unser Internetforum:
www.mankau-verlag.de/forum

mankau

IMPRESSUM

Bibliografische Information der Deutschen Nationalbibliothek
Die Deutsche Nationalbibliothek verzeichnet diese Publikation in der Deutschen Nationalbibliografie; detaillierte bibliografische Daten sind im Internet über http://dnb.d-nb.de abrufbar.

Balvinder Sidhu
Ayurveda Detox
Ganzheitlich entgiften und entschlacken / Ayurvedische Darmpflege
Tipps für jeden Typ und jeden Tag
ISBN 978-3-86374-499-1
1. Auflage Januar 2019

Mankau Verlag GmbH
D-82418 Murnau a. Staffelsee
Im Netz: www.mankau-verlag.de
Internetforum: www.mankau-verlag.de/forum

Lektorat: Redaktionsbüro Julia Feldbaum, Augsburg
Endkorrektorat: Susanne Langer-Joffroy M. A., Germering
Gestaltung Umschlag: Guter Punkt GmbH & Co. KG, München
Layout und Satz: Lydia Kühn, Aix-en-Provence, Frankreich
Energ. Beratung: Gerhard Albustin, Raum & Form, Winhöring

Bildnachweis: © **Grafikstudio Heike Brückner, Regensburg** 87, 88, 125, 134–143
© **stock.adobe.com** Mandalas: mjdiseo; nattanan: 20; photo 5000: 22–27; tomertu: 25 re; drubig-photo: 35; lesterman: 42; Dionisvera: 44; matttilda: 48–49; francesco chiesa: 120–121; alfa27: 131
© **Can Stock Photos** photocreo: 18–19; Dirima: 31; pressmaster: 56; ollyy: 65; leungchopan: 67; Kalcutta: 69; 4774344sean: 71; OG_vision: 76–77; aletia: 79; bds: 81; Dashek: 83; shmeljov: 85; TRIKONA: 86; undrey: 91; nicholashan: 92; ammentorp: 94; Bialasiewicz: 97; Pshenichka: 98; olenayemchuk: 103; yulka3ice: 104; FomaA: 109; colnihko: 111; duskbabe: 112; Goodluz: 124; EpicStockMedia: 128; kohanova: 132; Nikki24: 144; TatianaTi: 146; eveleen: 147; GLSonts: 150; Schatzyo: 151; tanjakrstevska: 154

Druck: Druckerei C. H. Beck, Nördlingen

FSC www.fsc.org MIX Papier aus verantwortungsvollen Quellen FSC® C019821

Wichtiger Hinweis:
Verlag und Autorin haben bei der Erstellung dieses Buches Informationen und Ratschläge mit Sorgfalt recherchiert und geprüft, dennoch erfolgen alle Angaben ohne Gewähr; Verlag und Autorin können keinerlei Haftung für etwaige Schäden oder Nachteile übernehmen, die sich aus der praktischen Umsetzung der in diesem Buch dargestellten Inhalte ergeben. Bitte respektieren Sie die Grenzen der Selbstbehandlung, und suchen Sie bei Erkrankungen einen erfahrenen Arzt oder Heilpraktiker auf.

Für meinen Lehrer Baba Ramdas Swami –
in tiefer Dankbarkeit

INHALT

EIN PAAR WORTE VORAB ... 10

EINLEITUNG ... 13
Kontakt mit sich selbst ... 14
Krankheit als Selbstverständlichkeit? ... 14
Gesundheit und Vitalität bis ins hohe Alter ... 15
Zurück zur ursprünglichen Lebenskraft ... 15
Nichts ist unmöglich ... 16

KAPITEL 1 – VERDAUUNG ALS BASIS DER GESUNDHEIT

BALANCE UND REINIGUNG ... 20
Das wahre Selbst ... 21
Das Dosha-Konzept ... 22
DER VATA-TYP ... 25
DER PITTA-TYP ... 26
DER KAPHA-TYP ... 27

EXTRA: DOSHA-TEST ... 28
Welches Dosha dominiert bei Ihnen? ... 29

KÖRPERLICHE UND SEELISCHE REINIGUNG ... 30
Schritte zur Heilung ... 30
REGELMASSIG DEN MULL RAUSBRINGEN ... 32
IHRE URSPRUNGLICHE LEBENSKRAFT ZURUCKHOLEN ... 32

WIE UNSERE VERDAUUNG FUNKTIONIERT ... 34
Die Reise unserer Nahrungsmittel durch den Körper ... 35
VOM MUND UBER DIE SPEISEROHRE IN DEN MAGEN ... 35
VERWEILDAUER IM MAGEN ... 36
WILLKOMMEN IM DARM ... 37
ENDSTATION DICKDARM ... 38

GRUNDLAGEN AYURVEDISCHER ERNÄHRUNG ... 40
Was tut Ihnen wirklich gut? ... 40
Tages- und Jahreszeiten ... 41
Warme Speisen ... 42
Das Geheimnis – die Gewürze ... 43
Alle Geschmacksrichtungen ... 45
Das Essen zelebrieren ... 46
Viel trinken ... 47

KAPITEL 2 – WIE ALTLASTEN SICH IN KÖRPER, GEIST UND SEELE SAMMELN

ALTLASTEN AUF GEISTIGER UND SEELISCHER EBENE . . . 50
Informations- und Reizüberflutung . . . 50
Unordnung belastet . . . 51
Unzufrieden, träge, unflexibel? . . . 51

VERSCHLACKUNG AUF KÖRPERLICHER EBENE . . . 53
Ein Teufelskreis entsteht . . . 53
Ursachensuche . . . 54
VIKRUTI UND PRAKRUTI . . . 54
ANSAMMLUNG VON GIFTEN . . . 55
ÜBERSÄUERUNG . . . 55
ZU WENIGE BALLASTSTOFFE . . . 57
WAS PASSIERT IM DARM? . . . 57
KÖRPERGEWEBE UND KÖRPERKANÄLE . . . 58
Symptome für Altlasten . . . 61
SEHR HÄUFIG: REIZDARM UND DARMTRÄGHEIT . . . 62

AYURVEDISCHE DIAGNOSETECHNIKEN . . . 64
Ausscheidungsprodukte . . . 64
Zungendiagnose . . . 65
Antlitzdiagnose . . . 66
Nageldiagnose . . . 66
Pulsdiagnose . . . 67

EXTRA: SELBSTTEST – BIN ICH VERSCHLACKT? . . . 68

AUS DER AYURVEDA-PRAXIS . . . 70
Pitta-Störung . . . 70
PROBLEMBELASTETE BEZIEHUNGEN . . . 71
AUS DEM GLEICHGEWICHT GERATEN . . . 71
ANFÄLLIG FÜR ÜBERFORDERUNG . . . 72
Vata-Störung . . . 72
WIE EIN GREIS . . . 73
VON VERPFLICHTUNG ZU VERPFLICHTUNG . . . 73
STILLE MACHT ANGST . . . 74
Kapha-Störung . . . 74
VERLETZUNGEN AUS DER KINDHEIT . . . 74
INNERE LEERE AUFFÜLLEN . . . 75
AUS DER SPUR . . . 75
ANSAMMLUNG VON AMA . . . 75

KAPITEL 3 – ENTSCHLACKUNG AUF ALLEN EBENEN

REINIGUNGSMETHODEN FÜR DEN KÖRPER . . . 78

Oberste Priorität: der Organismus . . . 78

NUTZEN SIE VISUALISIERUNGEN . . . 79
15 MINUTEN – GUT INVESTIERT . . . 80
MORGENDLICHE ZUNGENREINIGUNG . . . 80
MUNDSPÜLUNG MIT SESAMÖL . . . 81
NASENSPÜLUNG . . . 82
KÖRPER EINÖLEN UND MASSIEREN . . . 82
LUNGENREINIGUNG . . . 84
DAS DRITTE CHAKRA . . . 85
RAM . . . 86
VORWÄRTSBEUGE . . . 87
KOBRA . . . 88

REINIGUNGSMETHODEN FÜR GEIST UND SEELE . . . 89

Die seelische und geistige Komponente würdigen … . . . 89

ORDNUNG UND STRUKTUR . . . 90
VORSICHT VOR ZU VIELEN REIZEN . . . 91
BEZIEHUNGEN ÜBERPRÜFEN . . . 92
ÜBUNG ZUR REINIGUNG DER SEELE . . . 93
MEDITATION – DIE REISE ZU SICH SELBST . . . 94

ENTSCHLACKUNGSKUREN . . . 100

Was Sie für die Entschlackung brauchen . . . 101

Die Rezepte für die Reinigungsprogramme . . . 103

AYURVEDISCHER FRÜHSTÜCKSBREI . . . 103
DETOX-TEE . . . 104
FASTENTRUNK . . . 105
GHEE . . . 105
INGWERWASSER . . . 107
MAND UND PEYA (KHICHADI) . . . 108
MUNGBOHNENSUPPE . . . 110

Das Zehn-Tage-Programm . . . 112

PHASE EINS – REINIGUNG DES KÖRPERS (TAG 1 BIS 4) . . . 112
PHASE ZWEI – FASTENTAG (TAG 5) . . . 114
PHASE DREI – AUFBAUZEIT (TAG 6 BIS 10) . . . 115

Das Fünf-Tage-Programm . . . 116

PHASE EINS – REINIGUNG DES KÖRPERS (TAG 1 UND 2) . . . 117
PHASE ZWEI – FASTENTAG (TAG 3) . . . 117
PHASE DREI – AUFBAUZEIT (TAG 4 UND 5) . . . 118

KAPITEL 4 – AUFBAU VON KÖRPER, GEIST UND SEELE

ERNÄHRUNGS- UND BEWEGUNGSTIPPS FÜR IHR DOSHA 122
Nahrungsempfehlungen für das Vata-Dosha 122
Bewegung und Entspannung für das Vata-Dosha 124
DIE BERGSTELLUNG ZUM ERDEN - TADASANA 125
Nahrungsempfehlungen für das Pitta-Dosha 126
Bewegung und Entspannung für das Pitta-Dosha 128
KÜHLENDE ATMUNG 128
Nahrungsempfehlungen für das Kapha-Dosha 130
Bewegung und Entspannung für das Kapha-Dosha 131
GRÜSSEN SIE TÄGLICH DIE SONNE 133
TRIKONASA - DAS DREIECK 140
DIE STEHENDE VORWÄRTSBEUGE 142
Hören Sie auf Ihr Herz 144
HERZMEDITATION 145
DAS »OM« ZELEBRIEREN 146
FUSS-MASSAGE MIT DER KAASH-SCHALE 147

AUS DER AYURVEDA-PRAXIS – EIN JAHR SPÄTER 149
Tanja, Gregor und Sandra damals 149
ZIEL-TAGEBÜCHER 150
DIE MACHT DER SINNE NUTZEN 151
Tanja, Gregor und Sandra heute 152
GRENZEN WAHREN 152
PROBLEME LOSLASSEN 152
WIEDERGEWONNENE LEICHTIGKEIT 153
Ein einzigartiges Geschenk 154

Danksagung 155
Zur Autorin 156
Register 157

EIN PAAR WORTE VORAB ...

Das Heilsystem Ayurveda betrachtet Körper, Geist und Seele als eine Einheit. Wichtigste Voraussetzung für positive Veränderungen ist demnach Klarheit. Mit anderen Worten:

Neues kann nur dort entstehen,
wo Altes nicht störend im Weg ist,
wo genügend Platz und Freiraum vorhanden sind.

Dieses universelle Grundprinzip hat Gültigkeit auf allen Ebenen unserer Existenz.
Dass die Reinigung des Körpers in bestimmten Abständen eine sowohl natürliche als auch notwendige Gegebenheit ist, wird im klassischen Ayurveda folgendermaßen begründet: »So wie sich selbst in einem unbewegten und mit reinstem Wasser gefüllten Tongefäß nach einiger Zeit Sediment bildet, sammeln sich auch im Körper Ablagerungen an, die zu entsprechenden Zeiten entfernt werden müssen« (Vagbhata, Ashtanga Samgraha, Sutrasthana 5.26). Anschließend heißt es hier weiter, dass auch bei striktester Einhaltung aller ayurvedischen Anweisungen und trotz gesunder Lebensweise das Entstehen von Schlackenstoffen unvermeidbar ist. Werden Letztere nicht periodisch entfernt, führt deren unge-

hinderte Ansammlung auf lange Sicht zu Ungleichgewicht, Unwohlsein oder sogar Krankheit.
Kaum jemand wird an der prinzipiellen Richtigkeit dieser Aussagen zweifeln, wenn es zum Beispiel ums Auto geht: Ganz selbstverständlich wird das geliebte Gefährt von den meisten Menschen regelmäßig zur Durchsicht gebracht, um Öl- und Filterwechsel oder andere Säuberungen vornehmen zu lassen. Interessanterweise stoßen einige Zeitgenossen jedoch auf innere Widerstände, wenn sie dieses simple Prinzip bei sich selbst anwenden sollen. Da heißt es dann manchmal: »Mein Körper muss sich doch bei ausgewogener Ernährung von selbst regulieren können.« Auf das Beispiel Auto bezogen wäre das zu vergleichen mit: »Solange ich guten Sprit tanke, kann ich mir die Durchsichten sparen.« Die implizite Wunschvorstellung hier ist, dass unsere Physiologie über Jahrzehnte hinweg tadellos und vollkommen wartungsfrei funktionieren kann, was aber weder mit biologischen Naturgesetzen noch mit der Realität des modernen Lebens im 21. Jahrhundert in Einklang zu bringen ist.

In unserer heutigen westlichen Kultur mit ihrem rasanten Lebensstil sind Auszeiten, klärende Rituale und regelmäßige Reinigungsprozesse kaum noch Teil des Alltags. So bilden sich nicht nur im Körper mit der Zeit Altlasten. Auch Gedanken und Gefühle müssen verarbeitet werden. Passiert dies nicht, kann es auch hier zu »Verdauungsstörungen« kommen.
Auf lange Sicht entstehen so geistige und seelische Blockaden, die sich dann wiederum in der Physis manifestieren können. Letzteres beschränkt sich nicht nur auf den Körper selbst, auch die direkte Umgebung eines Menschen »verschlackt« mit der Zeit und wird von Altlasten blockiert, da unsere äußeren Umstände oft lediglich eine Widerspiegelung unseres inneren Zustandes sind. Das erklärt auch, warum viele Menschen während einer Entschlackungskur

plötzlich damit beginnen, hoch motiviert das eigene Haus oder die Wohnung zu entrümpeln und mit Begeisterung all die angesammelten und völlig unnützen Dinge wegschmeißen, von denen sie sich zuvor jahrelang nicht trennen konnten …

Lassen Sie sich ab jetzt vertrauensvoll von meiner erfahrenen Kollegin Balvinder Sidhu an die Hand nehmen und behutsam auf Ihrem Weg zu innerer und äußerer Klarheit begleiten. Genießen Sie es, auf sanfte, jedoch zielsichere Weise ein Stück weit geführt zu werden, und gehen Sie dann, Ihrer eigenen Intuition folgend, mit viel Neugier und Freude in Richtung kreativer Freiheit – und damit zu Ihrem authentischen Selbst.

Namaste!

Sascha Kriese
Isle of Wight, Dezember 2018

EINLEITUNG

Liebe Leserin, lieber Leser,
Sie halten mein mittlerweile viertes Buch rund um das indische Heilsystem Ayurveda in den Händen. Diese Ratgeber sind mir eine echte Herzensangelegenheit, denn meiner Erfahrung nach bietet Ayurveda eine Lösung für viele der brennendsten Probleme unserer Zeit. Das ayurvedische Wissen gehört zu den ältesten Heilkonzepten der Welt. Seit Jahrtausenden wird dieses kostbare Wissen von Heiler zu Heiler, von Mensch zu Mensch weitergegeben. Es soll geteilt werden und sich immer weiter vergrößern zum Wohle aller Lebewesen.

Stellen Sie sich ein Licht vor, das einfach immer weiter- und weitergegeben wird. Je mehr Menschen dieses Licht empfangen, desto heller und freudvoller wird diese Welt und unser Dasein sein. Das ayurvedische Heilwissen wird seit Generationen in meiner Familie praktiziert. Ich hatte also das große Glück, über meine Mutter, meinen Vater, meine Geschwister und Ahnen in die Welt des Ayurveda eingeführt zu werden.

Einer unser wichtigsten Lehrer war der tibetische Mönch und ayurvedische Heiler Baba Ramdas Swami, dem es ein großes Anliegen war, dass die Menschen überall in der Welt von Ayurveda profitieren. Heute scheint dies wichtiger denn je.

Kontakt mit sich selbst

Die zunehmende Beschleunigung, Digitalisierung und Technisierung des Alltags hat dazu geführt, dass viele Menschen den Kontakt zu sich selbst verlieren. Freudlosigkeit und ein Gefühl der Sinnlosigkeit sind oft die Folge. Viele stellen sich die Frage: Wozu das alles? Immer mehr Menschen fühlen sich zudem krank und kraftlos, obwohl sich aus schulmedizinischer Sicht dafür keine Ursache finden lässt.
Ayurveda kann hier helfen und heilen, weil es den Menschen ganzheitlich sieht. Der Mensch ist Teil seiner Umwelt, Teil der Natur. Und er besteht aus Körper, Geist und Seele. Alle drei Ebenen sind miteinander verbunden und beeinflussen sich daher wechselseitig. Auch immer mehr westliche Mediziner erkennen, wie hilfreich dieser Ansatz in den Therapien vieler verschiedener Krankheiten ist. Das ayurvedische Heilkonzept erkennt Ursachen und Zusammenhänge für Krankheiten, die der konventionellen Medizin oft verborgen bleiben.
Es gibt in diesem Zusammenhang etwas, das mir in meiner Ayurveda-Praxis und auch im Kontakt mit Freunden und Bekannten sehr oft auffällt – und das eine so zentrale Bedeutung für Gesundheit und Glück hat, dass ich es diesem Ratgeber voranstellen möchte.

Krankheit als Selbstverständlichkeit?

Sehr häufig höre ich von Menschen mit 35, 40, 55 Jahren, die etwa wegen Haarausfall, Erschöpfung oder anderen körperlichen Symptomen zu mir kommen: »Na ja, das ist ja normal in meinem Alter. Den meisten meiner Bekannten geht es ganz ähnlich!«
Für mich ist es immer wieder erstaunlich, wie Krankheiten, Leistungsabfall und Ähnliches ab einem gewissen Alter sozusagen

als Selbstverständlichkeit angesehen und einfach hingenommen werden.
Eine solche geistige Haltung wirkt sich, wie alles, was wir denken, auf jede einzelne unserer Zellen aus. Und so passiert etwas, das der Soziologe Robert K. Merton (1910–2003) »selbst erfüllende Prophezeiung« nannte: Wenn wir nur fest genug an etwas glauben, dann wird es auch eintreten! Wenn wir glauben, dass das Älterwerden nun mal mit abnehmender Vitalität und zunehmenden Zipperlein verbunden ist, dann wird das auch so eintreten.

Gesundheit und Vitalität bis ins hohe Alter

Aus ayurvedischer Sicht ist es genau andersherum: Gesundheit, Vitalität und Schönheit bis ins hohe Alter sind keine Ausnahme, sondern der natürliche Zustand des Menschen. Natürlich altern wir. Aber wir können so älter werden, dass wir uns rundum wohl in unserem körperlichen, geistigen und seelischen Zuhause, unserem wahren Selbst, fühlen.
Mein Lehrer Baba Ramdas Swami hat gesagt: »Der Mensch kann weit über 100 Jahre alt werden, gesund und vital bleiben.« Er selbst ist hierfür das beste Beispiel: Er hat bis zu seinem 124. Lebensjahr täglich mehr als hundert Patienten behandelt!

Zurück zur ursprünglichen Lebenskraft

Unsere geistige Haltung, unsere Einstellung zu uns selbst und das, was uns in unserem Leben widerfährt, entscheidet darüber, wie wohl wir uns auf allen Ebenen fühlen. Und diese Haltung lässt sich lernen – und zwar zu jedem Zeitpunkt und in jedem Lebensalter. Ich habe vielfach in meiner Praxis erlebt, wie Klienten, die

schon eine wahre Odyssee an erfolglosen Behandlungen hinter sich hatten, durch ayurvedische Methoden zu ihrer ursprünglichen Lebenskraft zurückfanden.
Ich lade Sie ein, eine kleine, sehr effektive Übung durchzuführen: Nehmen Sie ein altes Maßband, und schneiden Sie es dort ab, wo aktuell die durchschnittliche Lebenserwartung liegt. Nehmen wir als Beispiel 82 Jahre. Und nun schneiden Sie die Jahre ab, die Sie bereits gelebt haben. Sie halten nun ein mehr oder weniger langes Stück des Maßbandes in Händen, das Ihre restlichen Lebensjahre symbolisiert. Wie wollen Sie sie nutzen? Wie wollen Sie sich fühlen? Wie wollen Sie leben und aussehen? Versuchen Sie, diese Fragen für sich möglichst klar zu beantworten, und visualisieren Sie sich in den verschiedenen Lebensphasen.

Nichts ist unmöglich

Alles liegt in Ihren Händen. Indem Sie dieses Buch gekauft haben und lesen, haben Sie bereits die wichtigste Entscheidung getroffen: Auf der geistigen Ebene beginnt Veränderung und Heilung.
Ich habe in meiner Praxis ein Buch für Klienten ausliegen, in dem sie mir ihre Erfahrungen und ihr Feedback schriftlich hinterlassen können. Besonders beeindruckt haben mich die Worte eines jungen Mannes, der nach seinem ersten Besuch bei mir geschrieben hat:

»Ich sehe in Ihren Augen, dass Sie mir helfen werden!«

Noch vor Beginn der Behandlung hat er den ersten, wichtigsten Schritt bereits getan und den unbedingten Willen und den Glauben daran entwickelt, dass Heilung möglich ist und geschieht. Genauso ist es dann auch gekommen.

Ich widme mich in diesem Buch dem Thema ayurvedische Entschlackung, weil die regelmäßige Reinigung auf körperlicher, geistiger und seelischer Ebene die Grundlage der Gesundheit ist. Das ayurvedische Entschlackungskonzept ist sehr viel umfassender und wirksamer als andere vergleichbare Methoden. Es führt zu Klarheit auf allen Ebenen und ermöglicht Ihnen damit ein selbstbestimmtes Leben.

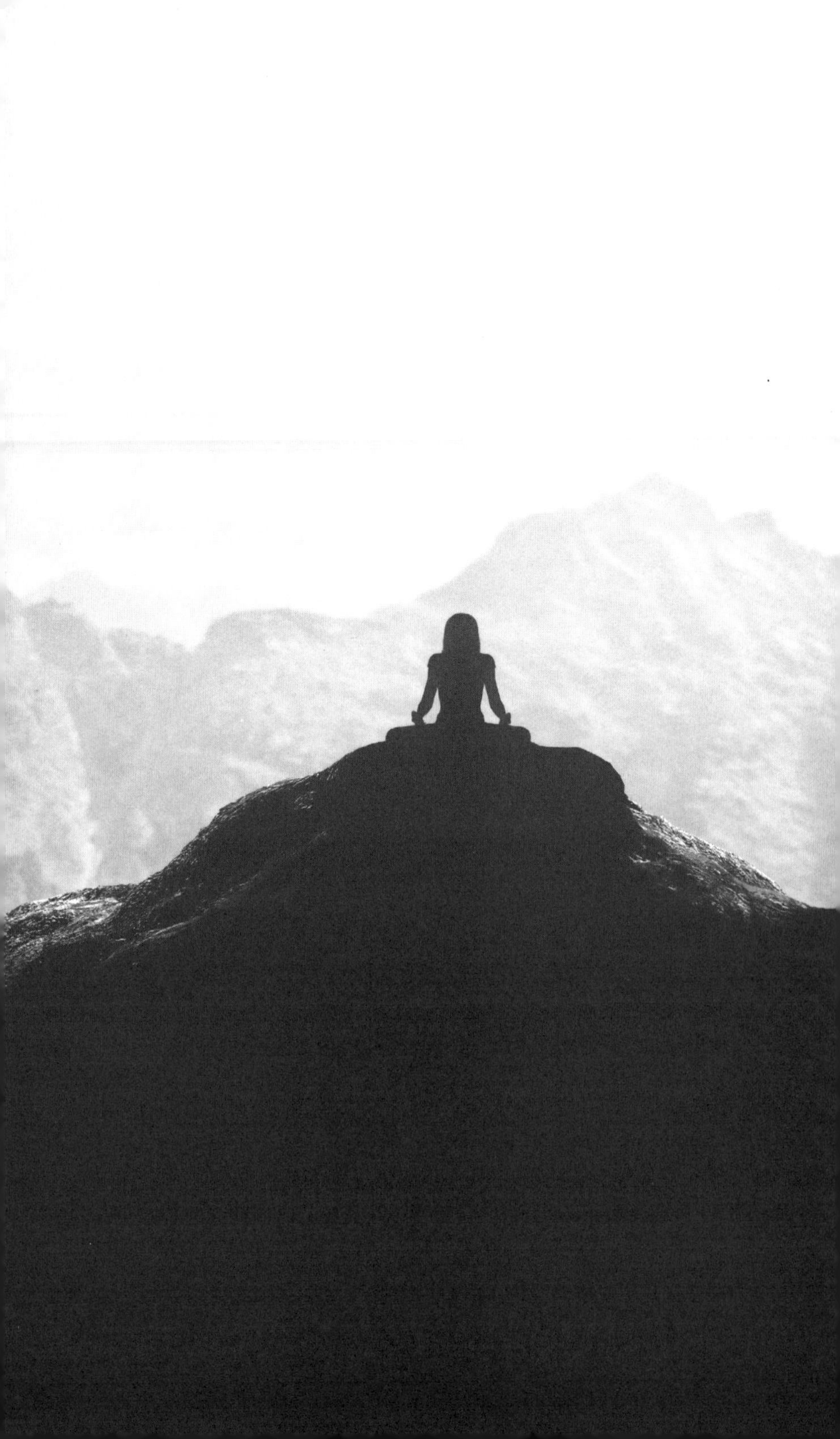

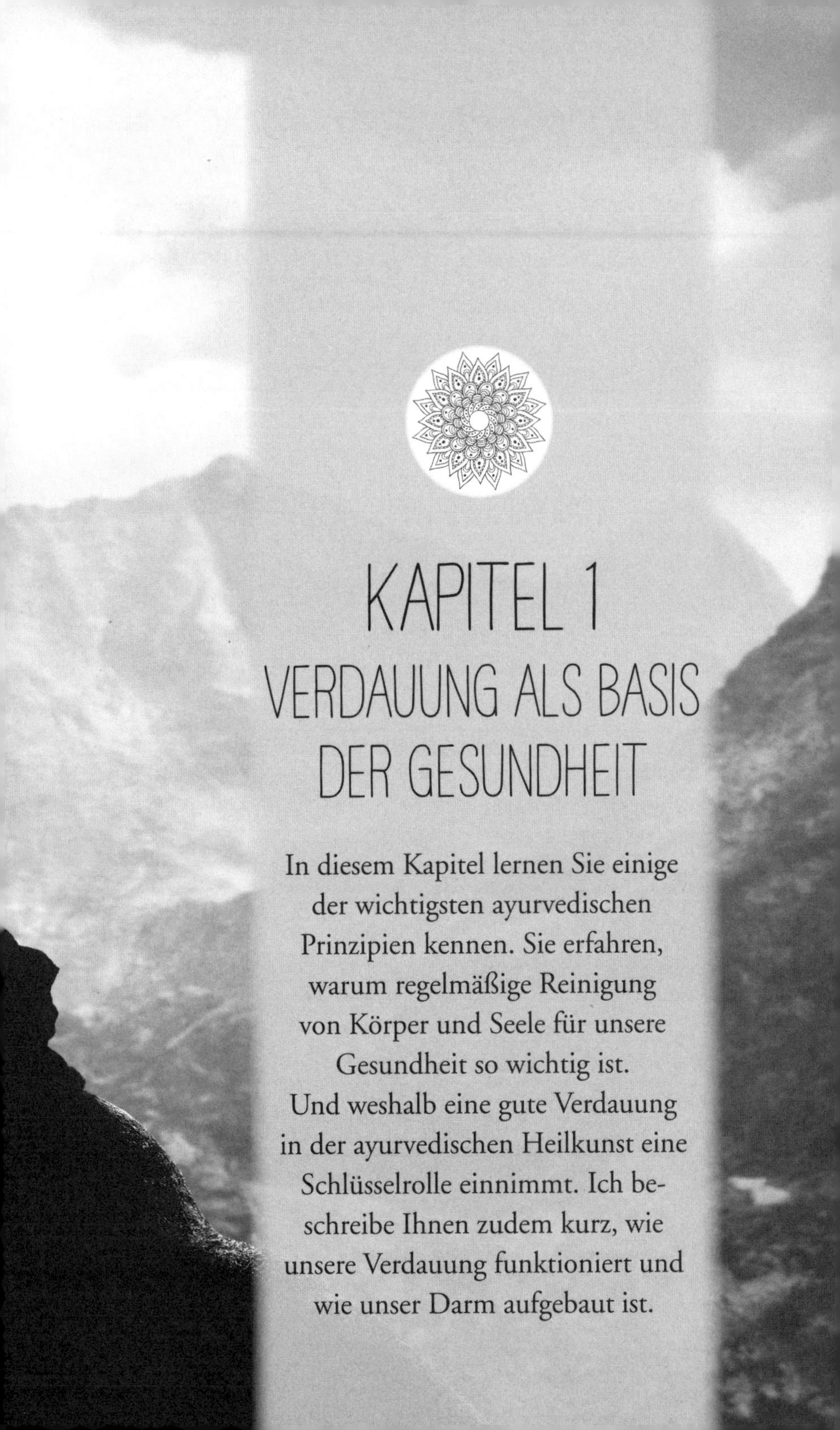

KAPITEL 1
VERDAUUNG ALS BASIS DER GESUNDHEIT

In diesem Kapitel lernen Sie einige der wichtigsten ayurvedischen Prinzipien kennen. Sie erfahren, warum regelmäßige Reinigung von Körper und Seele für unsere Gesundheit so wichtig ist. Und weshalb eine gute Verdauung in der ayurvedischen Heilkunst eine Schlüsselrolle einnimmt. Ich beschreibe Ihnen zudem kurz, wie unsere Verdauung funktioniert und wie unser Darm aufgebaut ist.

BALANCE UND REINIGUNG

Der Volksmund sagt, dass wir unsere Gesundheit oft erst zu schätzen wissen, wenn wir sie nicht mehr haben. Wie recht er hat!
Ich lade Sie an dieser Stelle dazu ein, sich einige Momente Zeit zu nehmen und folgende wichtige Fragen für sich zu beantworten: Was bedeutet es für mich eigentlich, gesund zu sein? Und wann habe ich zuletzt voller Freude gesagt oder gefühlt: »Ich fühle mich rundum gesund und so richtig wohl in meiner Haut?«

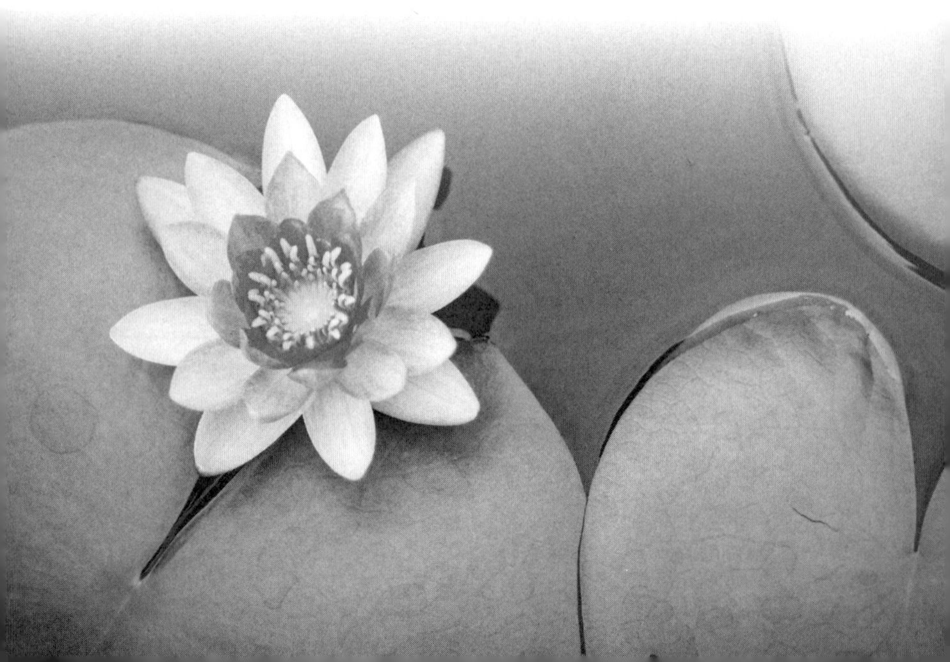

Die indische Gesundheitslehre Ayurveda basiert auf Wissen, das mindestens 3500 Jahre alt ist. Dennoch oder auch gerade deswegen ist diese Heilkunst ungemein fortschrittlich und segensreich, gerade im Umgang mit den sogenannten modernen Zivilisationskrankheiten. Wir dürfen und sollten uns diesen unglaublichen Wissensschatz erschließen und ihn an unsere westlichen Bedürfnisse anpassen!
Ayurveda sieht in Gesundheit weit mehr als die reine Abwesenheit von Krankheit. Tatsächlich sind die Menschen, die unter chronischer Erschöpfung, dauernden Erkältungen, Haarausfall und ähnlichen Symptomen leiden und zu mir in die Ayurveda-Praxis kommen, aus schulmedizinischer Sicht oft vollkommen gesund. Trotzdem fühlen sie sich schlecht und sind verzweifelt, weil ihr Zustand meist schon sehr lange anhält und sie sich einfach keinen Rat mehr wissen.

Das wahre Selbst

Die ayurvedische Interpretation von Gesundheit ist für jeden Menschen einfach nachzuvollziehen. In ihrer Schlichtheit ist sie zugleich allumfassend, denn sie bezieht alle Ebenen des Lebens und Menschen, Körper, Geist und Seele mit ein. Der Mensch ist in seiner Gesamtheit gesund, wenn er sich in seiner natürlichen Balance befindet. Das bedeutet, dass er in sich selbst ruht, mit seinem wahren Selbst in gutem Kontakt steht. Das Sanskritwort für Gesundheit, »Swasthya«, heißt nichts anderes, als in diesem Selbst zu ruhen.
Stellen Sie sich vor, dass es einen Ort in Ihnen gibt, der Ihren wahren Wesenskern ausmacht. Ganz egal, wie Sie sich gerade fühlen: In diesem Bereich, den ich »das wahre Selbst« nennen möchte, sind Sie ganz heil und vollkommen gesund. Ihr wahres Selbst

weiß intuitiv, was Ihnen guttut. Deshalb ist es enorm wichtig, den Kontakt mit diesem inneren Kompass herzustellen.
In Indien, dem Land, in dem ich meine Kindheit verbracht habe, werden Menschen von klein auf über Rituale, Meditationsübungen und viele andere Methoden dazu angeleitet, mit ihrem wahren Selbst in Verbindung zu bleiben. Im Westen wird uns dies dagegen durch permanenten Stress und Leistungsdruck systematisch abtrainiert. Viele Menschen verlieren in der täglichen Hast den Kontakt zu ihren Gefühlen. Wenn Gefühle ignoriert werden, stauen sie sich innerlich auf und bilden irgendwann einen undurchschaubaren Knoten. Dies sorgt auf lange Sicht für ein Ungleichgewicht und ein diffuses Unwohlsein, das zu den verschiedensten Krankheiten führen kann. Wir dürfen uns daran erinnern, wer wir wirklich sind. Es ist nicht unsere Aufgabe, Erwartungen anderer an uns zu erfüllen.

Das Dosha-Konzept

Um unser wahres Selbst kennenzulernen und zu pflegen, kennt Ayurveda viele wunderbare Wege wie das Dosha-Konzept. Der Mensch ist aus ayurvedischer Sicht wie die Natur aus den fünf

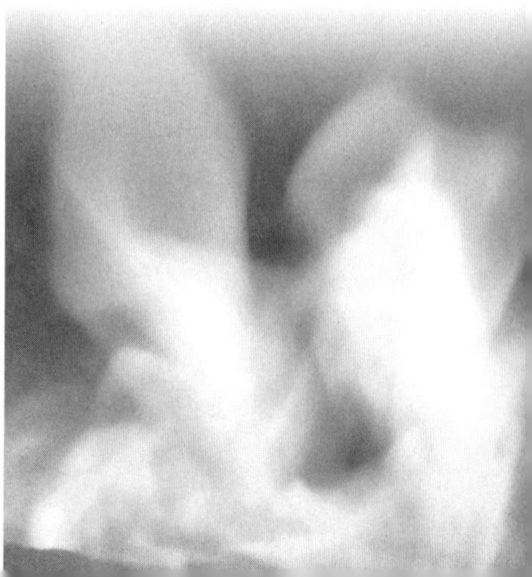

Grundelementen Äther (Raum), Luft, Feuer, Wasser und Erde aufgebaut. Diese Elemente entsprechen in unserem Organismus den drei Lebensenergien, den Doshas Vata, Pitta und Kapha. Vata repräsentiert Äther und Luft, Pitta steht für Feuer und Wasser, Kapha verbindet Wasser und Erde.

Jeder Mensch kommt mit einer individuellen Verteilung der Doshas auf die Welt. Sie prägt sein Aussehen, seine geistigen und seelischen Fähigkeiten, die Vorlieben für bestimmte Speisen und viele weitere Eigenschaften, die wir oft unter dem Begriff »Persönlichkeit« und »Charakter« zusammenfassen.

Das Tridosha-System bietet eine ungemein wertvolle Orientierung, wenn Sie herausfinden wollen, was Ihnen wirklich guttut, Ihren Organismus unterstützt und nährt. Zum Beispiel sind bestimmte Lebensmittel und Zubereitungsweisen für den einen Dosha-Typ sehr gesund, während sie für den anderen schwer verdaulich sind und ihm Energie rauben. Während der eine Dosha-Typ ein bestimmtes Stresslevel braucht, um auf Hochtouren zu laufen, ist bei dem anderen schon früh eine ungesunde Grenze erreicht.

Die Dosha-Konstitution eines Menschen kann im Lauf des Lebens, zum Beispiel in Stressphasen oder durch ungünstige Ernährungsgewohnheiten, aus dem Gleichgewicht geraten. Ziel der

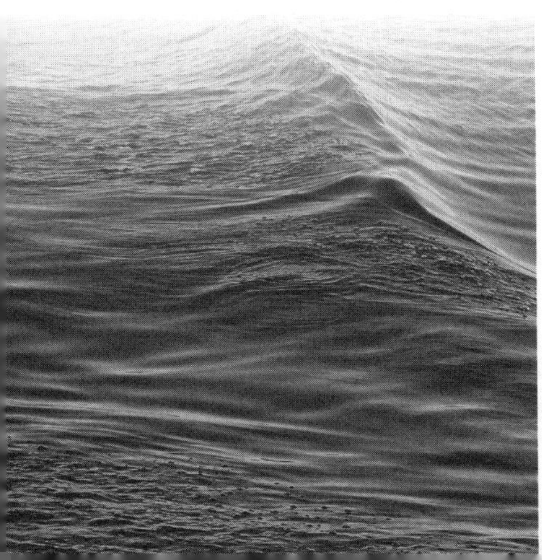

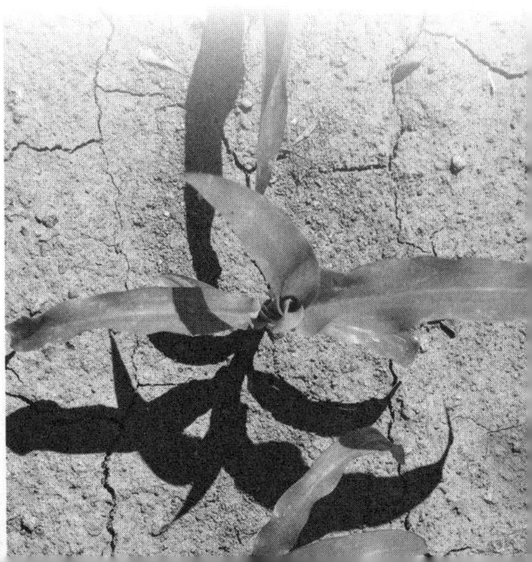

Ayurveda-Therapie ist es dann, in der jeweiligen Lebenssituation das ideale Gleichgewicht der Doshas (Prakruti) wiederherzustellen. Oft sind dazu nur kleine Änderungen der Gewohnheiten nötig.

Jede der Lebensenergien hat zudem Funktionen in unserem Organismus. In diesem Buch werden Vata, Pitta und Kapha daher immer wieder zur Sprache kommen.

Ayurveda sieht den Menschen und damit seine Gesundheit niemals isoliert von seiner Umwelt. Innen und Außen bilden eine Einheit. So ist im ayurvedischen Sinne in jeder einzelnen Zelle des menschlichen Körpers zugleich das ganze Universum abgebildet. Der Mensch ist Teil eines Ganzen und zugleich selbst das Ganze. Mit dieser Weltsicht erfasst das indische Heilsystem Faktoren, die den menschlichen Organismus beeinflussen, welche der Schulmedizin verborgen bleiben.

Die natürliche Balance als Basis der Gesundheit ist nur möglich, wenn Innen und Außen im Einklang sind. Wer nur nimmt, kommt ebenso aus dem Tritt wie jener, der nur gibt. Bezogen auf die körperliche Ebene bedeutet dies zum Beispiel, dass Ernährung und Ausscheidung in einem individuell gesunden Gleichgewicht sein sollten.

Alles im Außen – Bilder, die wir sehen, Gerüche, die wir riechen, Geräusche, auf die wir hören, Menschen, die wir treffen, Jahreszeiten, die wir durchleben – hinterlässt verschiedene Spuren auf der körperlichen, geistigen und seelischen Ebene. Selbst wenn wir wissen, was uns nährt und unterstützt, und gut für uns sorgen, können wir uns vor überfordernden, schädlichen Einflüssen nicht vollständig schützen.

Unser wunderbarer Organismus ist trotzdem in der Lage, sein Gleichgewicht aufrechtzuerhalten und gesund zu bleiben, wenn ihm regelmäßig Ruhephasen gegönnt werden, in denen er sich reinigen und regenerieren kann.

DER VATA-TYP

Funktion im Körper:

Vata ist zuständig für die Sinnesorgane, die Bewegungsabläufe, das Nervensystem, die Aktivität des Geistes; auch für die Beförderung der Nahrung im Körper, die Trennung der Nährstoffe von Abfallprodukten und die Regelung des Atemkreislaufs.

Jahres-/Uhrzeit:

Vata erhöht sich im Herbst und im Frühjahr sowie zwischen zwei Uhr nachts und sechs Uhr früh und am Nachmittag zwischen 14 und 18 Uhr.

Eigenschaften:

Enthusiastisch, sehr einfallsreich, flexibel, hervorragende Kommunikationsfähigkeit, schnell im Denken und Handeln, sehr empfindsam, stressanfällig, ruhelos oder ängstlich

Optik:

Zierlich, feine, lange Glieder, leichter Knochenbau, kleine, rege Augen, schmale Lippen, dünne, aber viele Haare, trockene, kalte Haut, schnell frierend

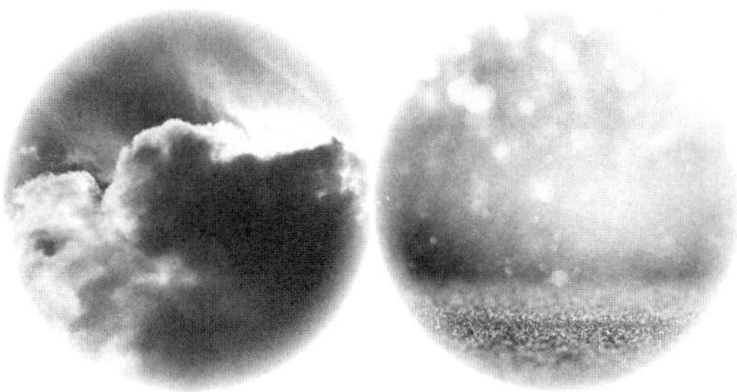

DER PITTA-TYP

Funktion im Körper:

Pitta regelt Hunger und Durst sowie die Verdauung, ist verantwortlich für die Regulierung der Körperhitze, Geschmeidigkeit und Glanz der Haut, für Heiterkeit, Intellekt und emotionale Ausdrucksfähigkeit.

Jahres-/Uhrzeit:

Pitta erhöht sich im Sommer sowie zwischen 22 und zwei Uhr und zwischen zehn und 14 Uhr.

Eigenschaften:

Dynamisch, realistisch, zielstrebig, strukturiert; Macher, sehr präzise(r) Denker(in), sehr gute(r) Kommunikator(in); neigt zu Aggressivität, Zorn und Selbstüberschätzung

Optik:

Athletischer Körperbau, markante Gesichtszüge, oft helle, leicht stechende Augen, rote Lippen, die Haut eher feucht und fettig

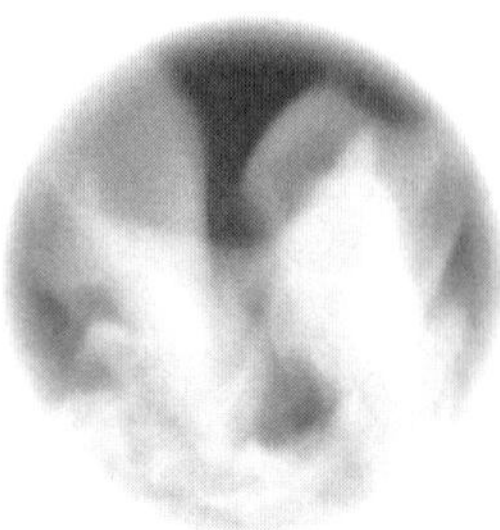

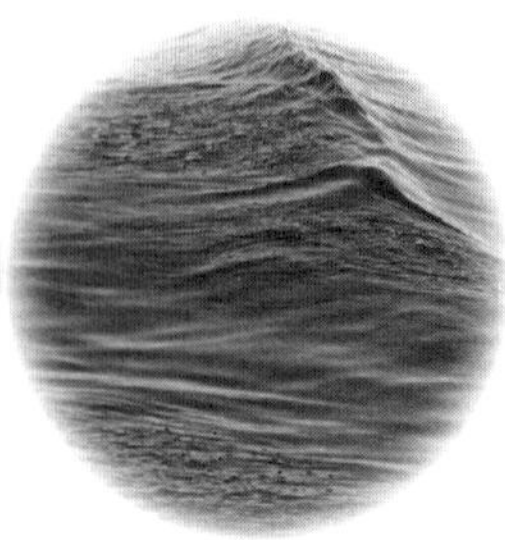

DER KAPHA-TYP

Funktion im Körper:

Kapha dient dem Zusammenhalt, der Struktur und der Schmierung der Gelenke und Schleimhäute, es verleiht Abwehrkraft, Ausdauer, Potenz und Fruchtbarkeit.

Jahres-/Uhrzeit:

Kapha erhöht sich im Winter und zwischen 18 und 22 Uhr sowie zwischen sechs und zehn Uhr.

Eigenschaften:

Stabil, geduldig, sehr ausdauernd, ausgeglichen, großzügig, ehrenhaft, eher langsam und sehr diplomatisch; Neigung zu Lethargie, Gleichgültigkeit, Übergewicht

Optik:

Oft von großer Statur mit großem Kopf, eher schwerer Knochenbau, häufig volle Lippen, große Augen und sehr volles, glänzendes Haar

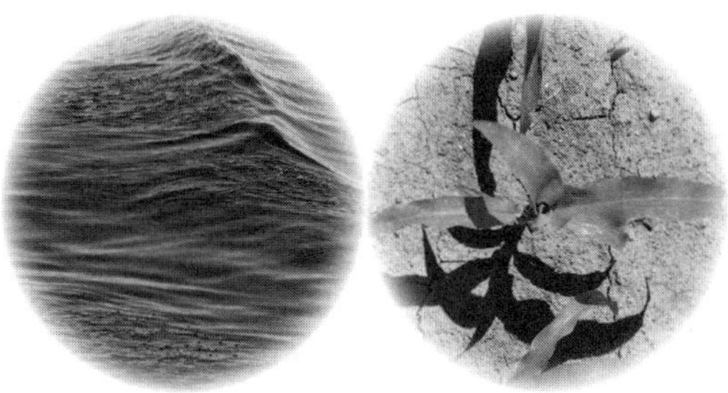

EXTRA

DOSHA-TEST

Auf der folgenden Seite habe ich für Sie einen kurzen Dosha-Test und einen Überblick über die Eigenschaften von Vata, Pitta und Kapha zusammengestellt. Ich lade Sie dazu ein, sich ein paar Minuten Zeit zu nehmen und diesen Test in Ruhe auszufüllen. Am besten überprüfen Sie Ihre eigene Einschätzung noch mit jemandem, der Sie gut kennt.

	VATA	PITTA	KAPHA
Körperbau	○ leicht, dünn	☒ mittelschwer, mittelgroß	○ schwer, massig
Haut	○ trocken, rau	☒ sanft, gelblich	○ dick, kalt, ölig
Haare	○ trocken	○ dünn, früh ergraut	☒ kräftig, fettig, Haarausfall
Schultern	○ schmal, klein, flach	☒ durchschnittlich gebaut	○ breit, fest, gut gebaut
Körperkraft	○ schwach	☒ durchschnittlich	○ exzellent zu bändigen
Hunger	○ unregelmäßig	☒ regelmäßige Mahlzeiten	○ kann leicht auf Mahlzeiten verzichten
Essen	○ liebt Süßigkeiten	☒ guter Appetit	○ guter Appetit, mag scharf gewürztes Essen
Trinken	☒ mag warme Getränke	○ liebt kalte Getränke	○ mag kalte Getränke
Schlaf	☒ leichter, unterbrochener Schlaf	○ erholsamer Schlaf	○ erholsamer langer und tiefer Schlaf
Gedächtnis	○ schnelle Auffassung, schnell vergesslich	○ gutes Gedächtnis	☒ gutes Langzeitgedächtnis
Punkte	2	6	2

Welches Dosha dominiert bei Ihnen?

In der Regel werden Sie bei einem der Doshas die meisten Übereinstimmungen feststellen und können davon ausgehen, dass Sie derzeit von dieser Lebensenergie dominiert werden. Je nachdem, wie viele Übereinstimmungen Sie mit den anderen Doshas haben, ist die Dominanz unterschiedlich stark ausgeprägt.
Der Test gibt Ihnen eine erste Orientierung, in welcher Dosha-Konstitution Sie sich aktuell befinden. Wenn Sie tiefer in das Thema einsteigen wollen, empfehle ich Ihnen, eine Pulsdiagnose bei einem erfahrenen Ayurveda-Therapeuten durchführen zu lassen.

	VATA	PITTA	KAPHA
Bewegung	○ viel, schnell	☒ exakt, bestimmt	○ langsam und gleichmäßig
Einstellung	○ unentschlossen, schnell	☒ bestimmt, hitzig, wetteifernd, stur, entschlossen	○ entschieden, beständig, langsam, aber gewissenhaft
Beziehungen	○ oft wechselnd	○ treu und beständig	☒ gute(r) Freund(in), stabile Freund-/Feindschaften
Reaktion bei Stresssituationen	○ schnell erregt, ängstlich, genervt	○ schnell verärgert, gereizt, kritisch	☒ ruhig und gelassen
Stimmungen	○ schnell wechselnd	☒ wechselnd	○ stabil, intensiv
Geistige Aktivität	○ wacher, ruheloser Geist	☒ scharfer Intellekt, einfallsreich, tüchtig, stabil	○ gelassen, trotzdem Perfektionist(in)
Krankheiten	○ generell anfällig, Nervenkrankheiten	○ Fieber, Entzündungen der oberen Körperhälfte	☒ neigt zu Schleimbildung, Schleimhäute
Punkte	0	4	3
Punkte von linker Seite	2	6	2
Gesamtpunktzahl	2	10	5

KÖRPERLICHE UND SEELISCHE REINIGUNG

Die regelmäßige Reinigung von Seele und Körper von Ballast ist eine der wichtigsten Wege zu ganzheitlicher Gesundheit. In Kapitel 2 (→ Seite 49 ff.) werde ich Ihnen ausführlich beschreiben, wie sich Altlasten in Körper, Geist und Seele ansammeln und unseren Organismus buchstäblich vergiften können.
Jede ayurvedische Therapie beginnt daher mit einer gründlichen Reinigung. Diese schafft erst die Basis und macht Körper, Geist und Seele aufnahmebereit für weitere unterstützende Maßnahmen.

Schritte zur Heilung

Entschlackung und Entgiftung sind somit die ersten Schritte zur Heilung. Wer sie regelmäßig durchführt, stellt fest, dass er sich energievoll und ausgeglichen fühlt und in der Regel erst gar nicht krank wird. Getreu dem ayurvedischen Motto »Vorbeugen ist besser als heilen« lade ich Sie daher ein, Ihrem Körper mindestens zweimal im Jahr zehn Tage Zeit zu geben, um sich zu reinigen. Sie müssen dazu keinen Urlaub nehmen, sollten aber keine Stress-Hochphase wählen. Grundsätzlich ist die Reinigung leicht in den Alltag integrierbar.

Wenn wir den Körper entschlacken, ihn von Abfall- und Giftstoffen befreien, bedeutet das zugleich eine seelische Reinigung. Wie Sie inzwischen wissen, ist im Ayurveda alles miteinander verbunden. Unterstützen Sie die Klärung von Geist und Seele durch verschiedene einfach in den Alltag integrierbare Methoden.

In den modernen Industriegesellschaften können wir uns kaum davor schützen, dass sich Schlacken und Gifte in unserem Organismus ansammeln. Unseren Nahrungsmitteln sind oft chemische Substanzen beigemischt. Umweltgifte in der Luft strömen in uns ein. Am Arbeitsplatz, über das Internet, im täglichen Miteinander werden wir mit so vielen Außenreizen konfrontiert, dass sie unser Organismus niemals völlig verarbeiten oder verdauen kann. Das Filtern der Informationsfülle wird eine der großen Herausforderungen der Zukunft sein.

Dazu kommen, wie schon angesprochen, ungünstige Ernährungsgewohnheiten, Genussgifte wie Alkohol und Nikotin sowie Medikamente, die allzu schnell verschrieben werden und den Organismus oft noch kränker machen.

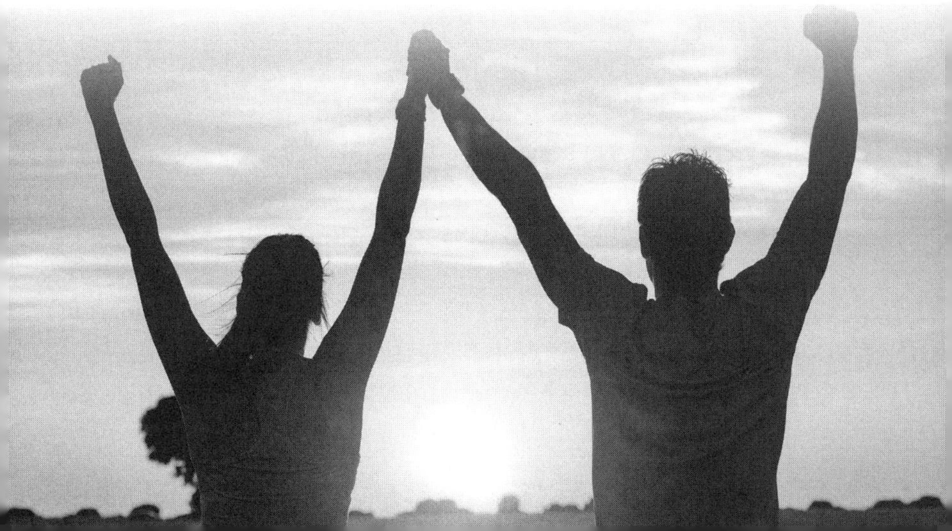

Stellen Sie sich ein wunderschönes, prächtiges Haus vor mit großen, klaren Fenstern. Es ist für uns eine Selbstverständlichkeit, dass wir es regelmäßig aufräumen und putzen. Tun wir es nicht, sammelt sich überall Staub und Dreck an. Der Müll stapelt sich. Spinnennetze hängen von Decken. Der Blick aus den Fenstern ist getrübt, es beginnt, unangenehm zu riechen. So wunderschön dieses Haus auch ist, wir fühlen uns darin nicht mehr wohl. Irgendwann verfällt dieses eigentlich so perfekte Haus, weil wir uns nicht genug darum gekümmert haben.

REGELMÄSSIG DEN MÜLL RAUSBRINGEN

Genau wie ein Haus braucht auch unser Organismus ein regelmäßiges Reinigungsprogramm. Unser wunderbarer Organismus räumt normalerweise selbst auf – etwa über den täglichen Stuhlgang, die Schweißabsonderung, die Regeneration im Schlaf. Wenn diese Reinigungsmechanismen nicht mehr funktionieren, ist es höchste Zeit, etwas zu tun und Körper, Geist und Seele eine Tiefenreinigung zu gönnen. Doch selbst wenn Verdauung und Schlaf funktionieren, empfehle ich Ihnen eine Entgiftung. Wie beschrieben können wir uns in der heutigen Zeit vor schädlichen Einflüssen nicht komplett schützen. Bringen Sie deshalb regelmäßig »den Müll raus«!
Mit der ayurvedischen Entschlackung gönnen Sie Ihrem Organismus eine Auszeit, die er Ihnen mit einem höheren Energielevel, mit Gesundheit, Schönheit und Leistungsfähigkeit bis ins hohe Alter danken wird.

IHRE URSPRÜNGLICHE LEBENSKRAFT ZURÜCKHOLEN

Bei der ayurvedischen Entschlackung geht es nicht um eine Gewichtsabnahme – auch wenn das bei vielen eine angenehme Begleiterscheinung ist. Die ganzheitliche Kur verfolgt ein deutlich höheres Ziel: Sie wird Sie in Ihre ursprüngliche volle Lebenskraft zurückbringen und Körper, Geist und Seele klären.

Die ayurvedische Reinigung setzt auf allen Ebenen an. Nicht nur der Körper, sondern auch Geist und Seele sind in unserer modernen Welt mit den vielfältigsten Einflüssen konfrontiert, die auf Dauer belasten und beschweren können. Durch die regelmäßige Reinigung lassen sich effektiv Krankheiten vorbeugen.

Da die Entschlackung Körper, Geist und Seele mit einbezieht, verschwinden oft Beschwerden wie dauernde Müdigkeit und wiederkehrende Infektanfälligkeit, für die sich keine rein körperlichen Ursachen finden lassen.

Ayurveda achtet auf das Individuum und seine Lebensumstände. Jeder Mensch ist einzigartig. Was gesund ist, lässt sich nicht verallgemeinern. Für jeden von uns sind andere Nahrungsmittel, Entspannungsübungen, Sportarten optimal. Mit dem ayurvedischen Konzept der Lebensenergien, der Doshas, lässt sich diese Einzigartigkeit erfassen. Es ist ein wunderbarer Weg, wieder herauszufinden, was uns guttut und wer wir wirklich sind.

WIE UNSERE VERDAUUNG FUNKTIONIERT

Alles, was unser Organismus nicht verwerten kann, wird zu einer Belastung für ihn. Deshalb spielt eine funktionierende Verdauung eine so große Rolle im ayurvedischen Heilsystem. Die Stärkung des Verdauungsfeuers (Agni) ist sogar noch wichtiger als die Ernährung selbst.

Sie können noch so hochwertige Bio-Lebensmittel zu sich nehmen – wenn Ihre Verdauung sie nicht verwerten kann, geben sie Ihrem Organismus keine Energie und Lebenskraft. Stattdessen entstehen Schlackenstoffe (Ama), die sich im Körper einlagern und ihn auf Dauer krank machen.

Apropos Lebenskraft: Die Unterleibsregion ist aus ayurvedischer Sicht der Sitz der Lebenskraft, Shakti. Das Sinnbild dieses Energiefelds, das auch für das Selbstbewusstsein und die Sexualität steht, ist eine zusammengerollte Schlange. Diese Schlange könnte auch ein Symbol für den Darm sein, dessen Bedeutung für die physische und psychische Gesundheit längst auch die Schulmedizin erkannt hat.

Schauen wir uns etwas genauer an, wie unsere Verdauung funktioniert und unser längstes Organ, der Darm, aufgebaut ist.

Die Reise unserer Nahrungsmittel durch den Körper

Wenn wir eine schön anzusehende Mahlzeit vor uns haben, werden zunächst unser Seh- und Geruchssinn angesprochen. Gefällt den Augen, was sie sehen, und mag die Nase, was sie da riecht, dann wird der Speichelfluss aktiviert und die Magensaftproduktion angeregt. Der Volksmund spricht dann davon, dass einem »das Wasser im Mund zusammenläuft«.
Deshalb ist es übrigens für die Verdauung vorteilhafter, öfters selbst zu kochen als essen zu gehen. Während der Zubereitung, dem zunehmend köstlichen Geruch, dem Ansprechen aller Sinne, werden die Verdauungssäfte auf optimale Weise angeregt.

VOM MUND ÜBER DIE SPEISERÖHRE IN DEN MAGEN

Die Nahrungsmittel gelangen zunächst zum Mund. Dort wird das Essen so lange zerkleinert und mit Speichel vermengt, bis es eine breiige Konsistenz hat. Je besser das Essen gekaut und damit zerkleinert wird, desto weniger Verdauungsarbeit muss der Organismus leisten. Lassen Sie sich also Zeit mit dem Schmecken und

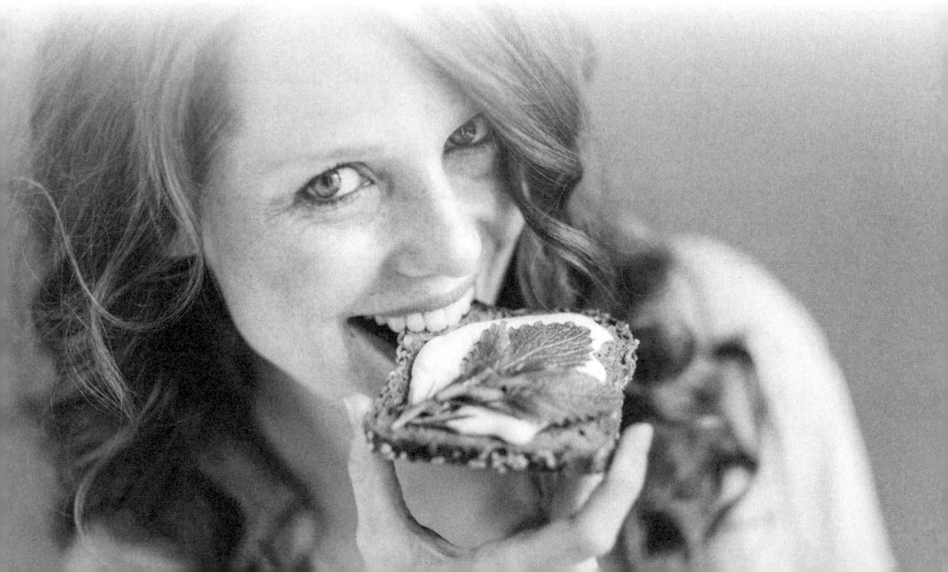

Erfühlen der Speisen im Mundraum. Über den Rachen wird der Nahrungsbrei schließlich in die Speiseröhre befördert und gelangt dann in den Magen. Damit ist der Schluckvorgang abgeschlossen. Der Magen dehnt sich, um der Nahrung Platz zu machen. Der Nahrungsbrei wird mit Magensaft vermischt. Nur mit einer ausreichenden Säureproduktion kann der Magen seinen Teil der Verdauungsarbeit leisten und Eiweiße spalten. Die Magenwände beschleunigen zudem ihre Bewegung, um die Nahrung noch weiter zu zerkleinern. Dadurch kommt auch der Darm auf Trab, er schiebt alte Nahrung nach vorn, um Platz für neue zu schaffen.

VERWEILDAUER IM MAGEN

Je nach Art der Lebensmittel bleiben sie unterschiedlich lange im Magen. Einfache Kohlenhydrate wie Nudeln gelangen über den Magenausgang z. B. schnell in den Dünndarm und damit in den Blutzuckerspiegel. Proteine und Fett dagegen bleiben länger im Magen. Das ist der Grund, warum wir, wenn wir zum Beispiel Spaghetti essen, ein schnelles Sättigungsgefühl erreichen, aber auch schneller wieder Hunger bekommen.

Wichtig ist, dass Nahrungsmittel nicht zu lange im Magen verbleiben. Es kann sonst ein entzündlicher Prozess entstehen, in dessen Folge der Magen verschleimt, nicht mehr genug Säure bildet und daher seine Verdauungsarbeit nicht mehr richtig leisten kann.

Deshalb sollten wir bei der Zubereitung der Speisen auf das Ansprechen aller Sinne achten, um bereits die Magensaftproduktion anzuregen, möglichst gut kauen und insbesondere am Abend leicht verdauliche Speisen wählen. Ich lade Sie dazu ein, jede Mahlzeit zu zelebrieren. Machen Sie es sich schön, zünden Sie sich zum Beispiel eine Kerze an, oder stellen Sie Blumen auf den Tisch. Vielleicht erfreut sich Ihr Herz an einem besonders schönen Geschirr?

WILLKOMMEN IM DARM

Im Dünndarm beginnt der eigentliche Verdauungsprozess. Allein der Dünndarm misst bei Erwachsenen übrigens drei bis fünf Meter, die sich im Zentrum der Bauchhöhle schlängeln. In seinem ersten Teil, dem Zwölffingerdarm, werden der Nahrung die Verdauungssäfte von Leber und Bauchspeicheldrüse beigemengt. Fett aus der Nahrung wird in kleinste Partikel gelöst.

Verdauungsenzyme zerlegen das Essen in immer kleinere Einzelsubstanzen, sodass die lebensnotwendigen Nährstoffe über die Darmschleimwand in die Blutbahn gelangen können. Die Leber hat die Aufgabe, die Nahrung auf Giftstoffe hin zu überprüfen und sie gegebenenfalls zu neutralisieren. Das Blut fließt dann weiter direkt zum Herzen und wird von dort an die Zellen verteilt. Ist die Leber überlastet oder der Darm verschlackt, können Entgiftung und Ausscheidung der Giftstoffe nicht richtig durchgeführt werden.

Der Nahrungsbrei wird in einer schlangenartigen Bewegung, welche die Schulmedizin »peristaltischen Reflex« nennt, hin und her geschoben und weiter in Richtung Dickdarm bewegt. Unzählige Muskeln, winzige Darmzotten und Schrittmacherzellen sind dabei im Einsatz. Die Zotten spielen eine wichtige Rolle, da sie die Nährstoffe aufnehmen und an das Blut abgeben. Wenn sich im Dünndarm zu viele Ablagerungen bilden, können die Zotten diese wichtige Aufgabe nicht mehr ausführen, und der Organismus wird nicht genug mit Nährstoffen versorgt.

Pause zwischen den Mahlzeiten

Etwa eine Stunde, nachdem der Dünndarm etwas verdaut hat, beginnt er, sich zu reinigen. Beim Kneten der Nahrung hat er Einstülpungen gebildet, die jetzt von Nahrungsresten befreit werden. Die ayurvedische Empfehlung, der auch viele andere Ernährungs-

wissenschaftler folgen, lautet daher, zwischen den Mahlzeiten immer einige Stunden vergehen zu lassen, um dem Darm Zeit für diese Reinigung zu geben.
Nach der Umwandlung im Dünndarm sind von dem Nahrungsbrei nur noch Wasser und Bestandteile übrig, die nicht ins Innere der Zellen geschleust werden können.

ENDSTATION DICKDARM

Dieser Rest gelangt schließlich in den Dickdarm, der im Enddarm (Rektum) endet. Im Dickdarm wird den Nahrungsresten Wasser entzogen, damit dieses dem Körper nicht verloren gehen kann. Der so immer fester werdende Stuhl wird mit Schleim durchmischt, damit er sich mühelos durch den Darm fortbewegen kann. Schließlich kommt er im Rektum an, wo er so lange gespeichert wird, bis durch ein ausreichendes Volumen dann der Entleerungsreflex ausgelöst wird.
Der ganze Verdauungsprozess dauert von acht Stunden (schnell) bis zu dreieinhalb Tagen. Aus ayurvedischer ist es erstrebenswert, den Darm einmal am Tag zu entleeren, ihn so zu entlasten und ihm genug Zeit zu geben, sich zu regenerieren.

Die Bedeutung der Darmflora

Im Dickdarm wohnen sehr viel mehr Bakterien als im Dünndarm. Gemeinsam bilden sie die Darmflora, die für eine gut funktionierende Verdauung unerlässlich ist. Die »guten« Bakterien räumen den Darm auf und bauen Nahrungsbestandteile ab, die im Dünndarm nicht verdaut werden konnten. Zudem bekämpfen sie eindringende, den Organismus schädigende Bakterien. Außerdem werden mit ihrer Hilfe im Dickdarm die Vitamine K, Biotin, Folsäure, Vitamin B1 und B12 produziert. Eine intakte Darmflora ist die Basis für die Verdauung und das Immunsystem.

Durch verschiedene Faktoren wie die Einnahme von Antibiotika oder ungünstige Ernährungsgewohnheiten kann das Gleichgewicht der Darmflora aus den Fugen geraten, und die schädlichen Bakterien nehmen überhand. Symptome dafür sind zum Beispiel dauernde Infekte, Müdigkeit und hohe Stressanfälligkeit. Mit einer ayurvedischen Reinigung des Darms und dem gezielten Aufbau der Darmflora kann dann das natürliche Gleichgewicht im Darm wiederhergestellt werden.

Ich lade Sie an dieser Stelle dazu ein, sich noch einmal bewusst zu machen, dass wirklich alles, was wir zu uns nehmen, direkten Einfluss auf Körper, Geist und Seele hat. Das heißt auch: Wenn wir uns dafür entscheiden, sehr bewusst Nahrungsmittel auszuwählen, und allem, was mit der Ernährung zusammenhängt, Aufmerksamkeit zu schenken, werden wir auf vielen Ebenen davon profitieren.

Das wunderbare an den ayurvedischen Ernährungsprinzipien ist, dass sie ohne jede Dogmatik auskommen und sehr leicht im Alltag umsetzbar sind.

GRUNDLAGEN AYURVEDISCHER ERNÄHRUNG

Viele Ernährungskonzepte haben einen großen Haken: Sie gehen gar nicht oder kaum auf das Individuum ein. Die ayurvedische Ernährungslehre basiert dagegen auf der klaren Erkenntnis, dass jeder Mensch vollkommen einzigartig ist. Das bedeutet auch, dass es sich kaum verallgemeinern lässt, was gesund ist und dem Körper Energie gibt, und was ihn schwächt und krank macht.
Sie haben das sicher auch schon in Ihrem Alltag festgestellt: Während der eine mittags eine große Salatschüssel isst, die ihm Kraft gibt und die sein Organismus gut verarbeiten kann, liegt dem anderen das rohe Gemüse buchstäblich im Magen, und richtig satt und zufrieden fühlt er sich auch nicht. Wäre es nicht wunderbar, wenn Ihnen die Nahrungsmittel, die Sie zu sich nehmen, das volle Maß an Lebenskraft, Gesundheit und Wohlgefühl schenken?

Was tut Ihnen wirklich gut?

Sind wir mit uns in Einklang und Harmonie, spüren wir intuitiv, welche Lebensmittel uns wirklich guttun und welche nicht. Die-

ses Gespür ist allerdings heute vielen Menschen verloren gegangen. Das Tridosha-Konzept ist vor diesem Hintergrund besonders wertvoll, da es uns Hinweise liefert, welche Nahrungsmittel für uns optimal geeignet sind.
Der Vata-Dosha-Typ etwa gerät schnell aus dem Gleichgewicht, wenn er zu wenig warme Speisen und zu unregelmäßig isst. Der Pitta-Typ dagegen überhitzt schnell und kann auch kalte Speisen und Getränke gut verwerten. Der Kapha-Typ hat die Tendenz, schnell zu verschleimen, und sollte daher schleimbildende Lebensmittel wie Milch nur in Maßen genießen.

Tages- und Jahreszeiten

Ayurveda sieht nicht nur Sie als Individuum und holt Sie dort ab, wo Sie sich aktuell befinden. Das indische Heilwissen berücksichtigt auch die Tages- und Jahreszeiten, also den natürlichen Zyklus des Lebens. Denn auch diese haben einen starken Einfluss darauf, welche Ernährung für uns optimal ist. Wenn Sie zum Beispiel abnehmen wollen, sollten Sie unbedingt darauf achten, dass Sie nicht vor zehn Uhr vormittags frühstücken. Denn ab dieser Zeit ist die Pitta-Energie dann erhöht, die für die Verdauung zuständig ist.
Im Zentrum ayurvedischer Ernährung steht die Verdauung. Noch mal:
Sie können noch so hochwertige Bio-Lebensmittel auswählen. Wenn Ihr Organismus sie nicht wirklich verwerten kann, geben sie ihm keine Energie und werden eine Belastung für ihn. Neben der Auswahl der zum Dosha-Typ passenden frischen Lebensmittel und der Berücksichtigung der Tageszeiten kennt die ayurvedische Ernährungslehre weitere sehr effektive Wege, damit Agni, das Verdauungsfeuer, optimal brennt. Dabei spielt die Zubereitung der Speisen eine entscheidende Rolle.

Warme Speisen

Grundsätzlich ist es für alle Dosha-Typen empfehlenswert, insbesondere am Abend warme Speisen zu sich zu nehmen. Diese sind leichter verdaulich und nähren den Organismus. Wer dagegen abends viel Rohkost isst, hat vielleicht schon festgestellt, dass sich statt des erhofften Vitamin-Energiekicks eher eine Schwere einstellt. Da sich ab 18 Uhr die tendenziell träge Kapha-Energie erhöht, arbeitet ab diesem Zeitpunkt auch die Verdauung eher langsam. Das heißt, der Organismus muss richtig schwer arbeiten, um Lebensmittel zu verdauen.

Gemüse wird im Ayurveda schonend gegart, weil es so überhaupt erst vom Magen-Darm-Trakt verarbeitet werden kann. Wenn Sie das Gefühl haben, der Salat zum Mittagessen tue Ihnen gut – bleiben Sie ruhig dabei. Ayurveda verbietet nichts und schult Sie darin, Ihrer eigenen Intuition zu vertrauen. Nach 18 Uhr sollten Sie aber in der Regel kein rohes Gemüse oder Obst zu sich nehmen, da Ihr Organismus sonst die ganze Nacht mit der Verdauung beschäftigt ist. Es kann also sein, dass Sie vollkommen gerädert aufwachen!

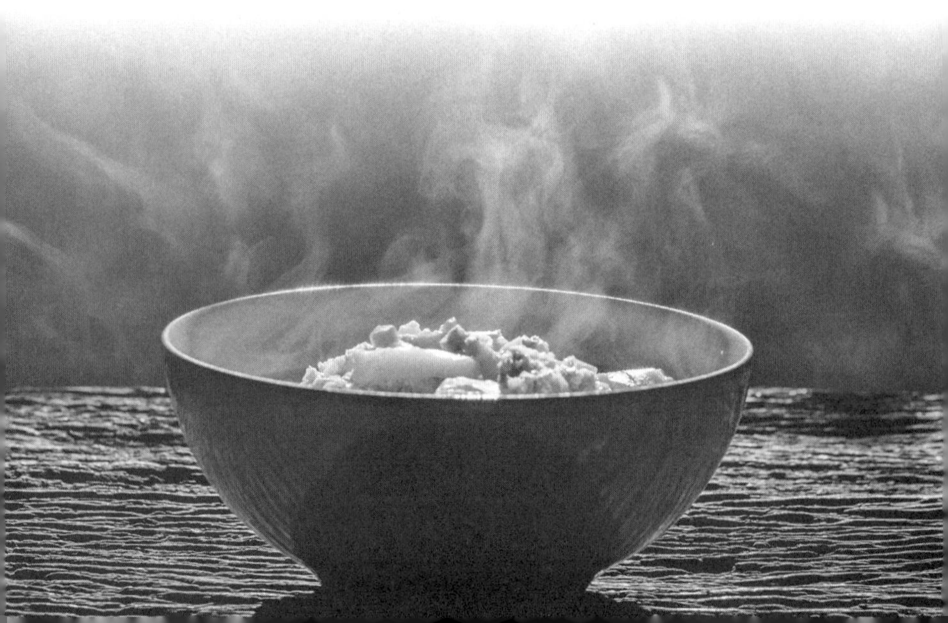

Das Geheimnis – die Gewürze

Wer einmal die ayurvedische Küche gekostet hat, ist meist völlig begeistert. Nicht nur, weil das Essen ein wunderbares Körpergefühl hinterlässt und viel Energie schenkt. Es schmeckt einfach hervorragend. Das Geheimnis sind Gewürze und Kräuter wie Kreuzkümmel, Kurkuma, Kardamom oder Koriander.
Diese werden in Ghee (→ Seite 105 f.) erhitzt und entfalten so ihren vollen Geschmack und ihre Wirkung. Alle ayurvedischen Gewürze regen das Verdauungsfeuer (Agni) an und haben daneben entgiftende und viele weitere die Gesundheit unterstützende Eigenschaften.
Hier finden Sie eine Übersicht der wichtigsten Gewürze und Kräuter und ihrer Wirkungsweisen. Ich lade Sie dazu ein, mit diesen zu experimentieren und in sich hineinzuhorchen, was Ihnen guttut.

Asafötida

Öffnet verstopfte Energiekanäle, wirkt antibakteriell, schleimlösend, blutreinigend. Unterstützt die Darmflora und regt das Verdauungsfeuer an.

Bockshornkleesamen

Hilft bei Leber- und Milzbeschwerden, Husten und Bronchitis. Stärkt die Nerven und wirkt unterstützend bei Stress.

Fenchel

Wirkt gegen Blähungen, stärkt das Verdauungsfeuer, beruhigt die Nerven.

Gelbwurz/Kurkuma

Entgiftet, reinigt und desinfiziert äußerlich wie innerlich. Wirkt appetitanregend.

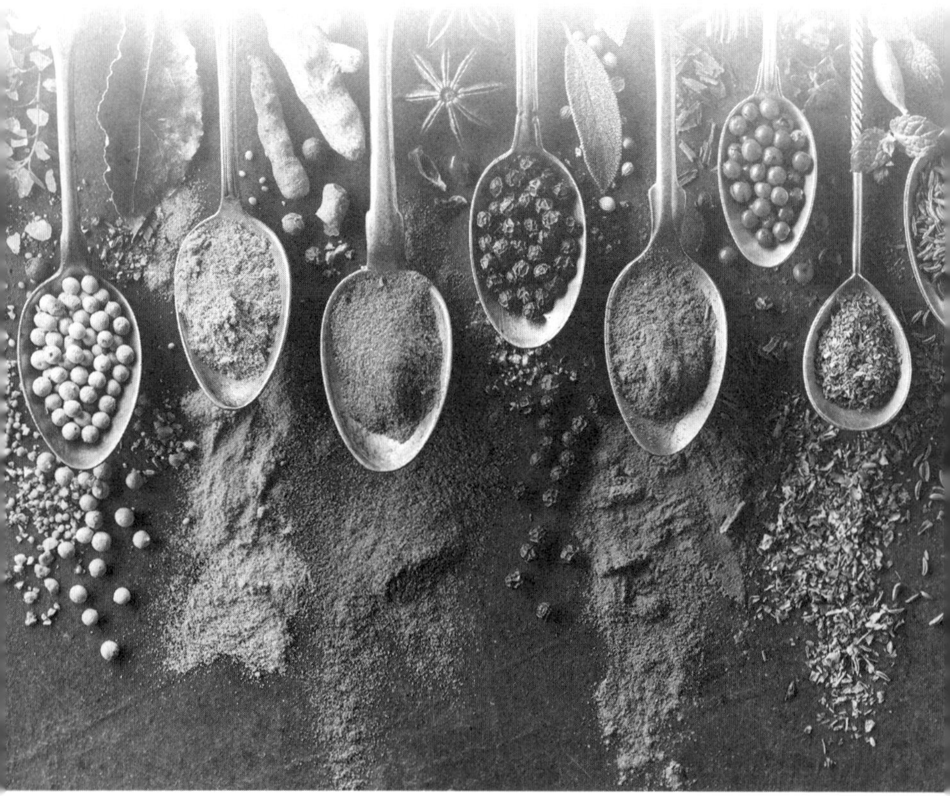

Ingwerwurzel

Wirkt verdauungsfördernd, stimulierend, erhitzend, schleimlösend; stärkt die Abwehr, entgiftet.

Kardamom

Stärkt den gesamtem Organismus, wirkt schleimlösend und atemreinigend, hilft bei Verdauungsbeschwerden, regt die Galle an.

Koriander

Wirkt verdauungsfördernd, appetitanregend, krampflösend, stärkend.

Kreuzkümmel/Cumin

Reguliert die Darmflora, reinigt und entgiftet, fördert die Durchblutung, stärkt Leber, Nieren, Gebärmutter.

Safran

Reguliert Leber und Milz, verstärkt das Verdauungsfeuer.

Senfsamen

Wirkt appetit- und stoffwechselanregend, antibakteriell und krampflösend; neutralisiert Toxine in der Nahrung.

Zimt

Regt Kreislauf, Durchblutung und Verdauung an.

Alle Geschmacksrichtungen

Zu den Prinzipien ayurvedischer Ernährung gehört es auch, dass ein Essen alle Geschmacksrichtungen enthält, also süß, sauer, salzig, scharf, bitter und herb. Um das Dosha-Gleichgewicht optimal zu unterstützen, sollte eine Mahlzeit folglich immer ausgewogen sein. Einfacher im Alltag umzusetzen ist es allerdings, über den Tag verteilt Lebensmittel aller Geschmacksrichtungen zu sich zu nehmen.

Süße Nahrungsmittel sind nährend, stimmungsaufhellend und beruhigen das Nervensystem. Saures regt den Appetit an und fördert die Verdauungskraft. Salzige Nahrung ist erhitzend, verdauungsanregend und speichert Wasser im Körper.

Scharfes wirkt stark erhitzend, schleimlösend und verdauungsfördernd, während Bitteres leicht kühlend, appetitanregend, blutreinigend wirkt. Herbe Lebensmittel sind kühlend, trocknend und verdauungsfördernd.

Das Essen zelebrieren

Ayurveda empfiehlt, sich mit allen Sinnen auf die Mahlzeit zu konzentrieren. Versuchen Sie einmal, ganz achtsam und langsam zu essen und die verschiedenen Gewürze herauszuschmecken!

ERNÄHRUNGSTIPPS FÜR JEDEN TAG

- Mit einem warmen Getreidebrei am Morgen legen Sie eine wunderbare Grundlage für den Tag. Sie finden fertige Mischungen in gut sortierten Bio-Märkten; verfeinern Sie den Brei mit Früchten Ihrer Wahl.
- Nehmen Sie sich Zeit zum Essen, und versuchen Sie zu spüren, wann Sie satt sind. Die ayurvedische Empfehlung lautet, dass der Magen nur zu drei Vierteln gefüllt sein soll.
- Essen Sie möglichst nicht zwischendurch, sondern nur, wenn Sie Hunger haben. Kleine Gelüste lassen sich mit dem Trinken von Ingwerwasser (→ Seite 107) stillen.
- Die Hauptmahlzeit sollte möglichst mittags sein. Essen Sie abends leichte gegarte Speisen, ideal sind Suppen.
- Experimentieren Sie mit der Vielfalt der ayurvedischen Gewürze. Greifen Sie öfter zu Kräutern und Gewürzen als zum Salzstreuer.
- Ernähren Sie sich möglichst variantenreich, und nutzen Sie die Vielfalt der frischen Lebensmittel, die wir haben. Ideal sind über den Tag verteilt Mahlzeiten, die alle Geschmacksrichtungen befriedigen, also süß, sauer, salzig, scharf, bitter und herb.

Wenn Sie jeden Bissen länger im Mund lassen, gut kauen und nachspüren, hat das gleich einen mehrfach positiven Effekt: Die Verdauungssäfte werden durch das Kauen noch mehr angeregt, und der Organismus kann das Essen besser verarbeiten.
Zudem schmecken Sie vermutlich innerhalb kürzester Zeit insgesamt mehr und entwickeln feinere Geschmacksnerven. Und Sie nehmen achtsamer wahr, ab wann Sie satt sind – und essen in der Regel weniger.
Auch das schöne Anrichten der Speisen, ihre verschiedenen Farben, die sie dank der Gewürze haben, ist nicht nur herrlich fürs Auge, sondern facht über diesen visuellen Reiz das Verdauungsfeuer an.

Viel trinken

Zu den ayurvedischen Ernährungsgrundlagen zählt zudem die Empfehlung, viel zu trinken. Nicht während des Essens, da sonst der Magensaft zu sehr verdünnt wird, aber vor und nach dem Essen und über den Tag verteilt. Heißes, abgekochtes Wasser hat eine stark reinigende Wirkung auf den Körper. Oder versuchen Sie es mit Ingwerwasser (→ Seite 107).
Wasser transportiert Blut, Harn und Schweiß und dient als Lösungsmittel für alle Stoffe in den Zellen unseres Körpers. Es reguliert unsere Körpertemperatur, versorgt alle Körperregionen mit lebenswichtigen Nährstoffen und transportiert Abfallstoffe aus dem Körper.

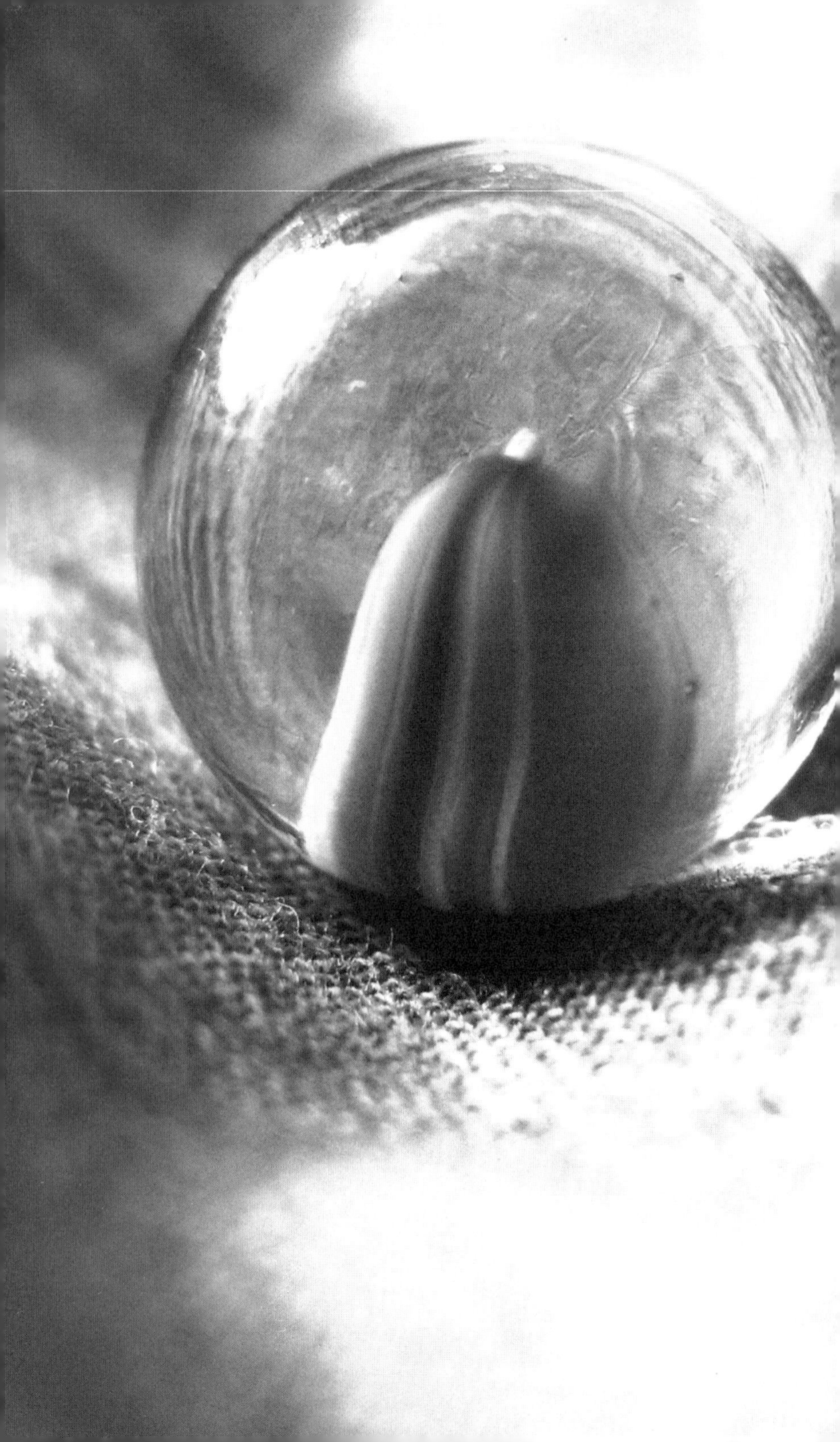

KAPITEL 2
WIE ALTLASTEN SICH IN KÖRPER, GEIST UND SEELE SAMMELN

In diesem Kapitel erfahren Sie, wie schlecht verwertbare Nahrung, Umweltgifte, Genussmittel, Dauerstress und ungelöste Probleme unseren Organismus beschweren. Ich stelle Ihnen die Symptome für eine Verschlackung und die wichtigsten ayurvedischen Diagnosemethoden vor. Zudem lernen Sie drei Klienten aus meiner Ayurveda-Praxis kennen.

ALTLASTEN AUF GEISTIGER UND SEELISCHER EBENE

Wann waren Sie das letzte Mal ganz bei sich und haben bewusst den gegenwärtigen Moment gespürt? Ich bitte Sie, nur für einige Augenblicke innezuhalten und der Frage nachzuspüren.

Möglicherweise löst die Frage bei Ihnen sogar so etwas wie Schmerz aus, weil Sie das Gefühl der Gegenwärtigkeit gar nicht kennen. Und es ist ja wirklich kein Wunder: Das Prinzip der westlichen Leistungsgesellschaften lautet nicht, nach innen zu schauen, sondern es liegt im ständigen Machen und Tun.

Informations- und Reizüberflutung

Schon Kinder haben einen vollen Terminkalender, von den Medien werden wir jeden Tag mit Informationen gespeist. Im Job wird oft Multitasking von uns gefordert. Dass unser Organismus mit all diesen Reizen, die täglich auf uns einstürmen, genauso überfordert sein kann wie mit Nahrungsmitteln, die er nicht verdauen kann, merken wir in der Regel erst, wenn sich die ersten Symptome eines Ungleichgewichts zeigen.

Wir alle brauchen Phasen, in denen Körper, Geist und Seele wirklich zur Ruhe kommen und nichts auf sie einströmt. Viele Menschen finden diese Erholung aber nicht mehr. Stattdessen läuft der Fernseher bis kurz vor dem Schlafengehen. Den brutalen Krimi kann das Unterbewusstsein allerdings genauso wenig verdauen wie die Chips kurz vor Mitternacht.

Unordnung belastet

Auch zu viel Unordnung im Leben – das kann sich auf das Wohnumfeld genauso beziehen wie auf schwierige Beziehungen, ungelöste Konflikte und Dauerstreit – beeinflusst den Organismus negativ. Aus ayurvedischer Sicht deutet zum Beispiel eine sehr unaufgeräumte Wohnung, die Tendenz, alles zu sammeln und nichts wegschmeißen zu können, auf ein Kapha-Übergewicht hin. Das ist die geistig-seelische Entsprechung der Schlacken im Darm.

Unzufrieden, träge, unflexibel?

Vielleicht gehören Sie zu den Menschen, die unangenehme Aufgaben gern aufschieben, Rechnungen erst auf den letzten Drücker oder nach der zweiten Mahnung bezahlen und dem Tag ganz allgemein wenig Struktur geben. Sie sollten sich dann bewusst machen, dass dies alles ebenfalls Ihren Organismus auf allen Ebenen belastet. Sie merken das vielleicht bereits daran, dass Sie immer unzufriedener und träger werden.
Die Schlacken auf geistig-seelischer Ebene führen auch dazu, dass wir immer unflexibler werden und uns mit Veränderungen – die ein notwendiger und wichtiger Teil des Lebens sind – sehr schwer tun.

Unordnung führt zu Unklarheit. Wenn Sie in Ihren Wohn- und Büroräumen eine schöne, Ihnen wohltuende Atmosphäre schaffen, klären und reinigen Sie Körper, Geist und Seele. Schon kleine Änderungen können eine sehr große Wirkung haben.

ALARMSIGNALE

Wenn wir unsere Gefühle und Bedürfnisse dauerhaft ignorieren, wird uns unser kluger Organismus zunächst viele kleine Alarmsignale senden. Zum Beispiel erste Probleme beim Einschlafen, Ohrgeräusche, eine unregelmäßige Verdauung. Wenn wir dann nicht reagieren, werden die Stoppsignale immer lauter, und irgendwann ist es möglicherweise so weit, dass gar nichts mehr geht. Natürlich wäre es gut, wenn wir es erst gar nicht so weit kommen lassen und schon auf die kleinen Signale sorgsam achten.

Aber auch, wenn Sie schon weiter aus der natürlichen Balance geraten sind, können Sie jeden Tag die Entscheidung treffen, es ab jetzt anders zu machen. Sie brauchen vielleicht ein wenig Unterstützung – aber Sie haben es nach wie vor selbst in der Hand.

VERSCHLACKUNG AUF KÖRPERLICHER EBENE

Gemäß der ayurvedischen Gesundheitslehre sind Körper, Geist und Seele untrennbar miteinander verbunden und beeinflussen sich gegenseitig. Die Ansammlung von Altlasten auf körperlicher und seelisch-geistiger Ebene lässt sich daher genau genommen nicht klar ihrem Ursprung zuordnen.

Ein Teufelskreis entsteht

Wenn Sie zum Beispiel unter Beziehungsproblemen leiden und einen hohen Stresslevel haben, beeinträchtigt dies auch die biochemischen Vorgänge in Ihrem Körper und Ihren Stoffwechsel. Dies wiederum führt dazu, dass Sie sich energielos fühlen und dünnhäutiger werden. So kann schnell ein negativer Kreislauf beginnen.

Auf den folgenden Seiten lade ich Sie dazu ein, sich die wichtigsten Gründe für die Verschlackung auf körperlicher Ebene bewusst zu machen. Gleichzeitig sollten Sie im Gedächtnis behalten, wie stark die verschiedenen Ebenen zusammenhängen. Wenn Sie körperlich beschwert sind, wird sich das mittel- und langfristig immer auch auf Geist und Seele auswirken.

Ursachensuche

Grundsätzlich ist es in den Industriestaaten, in denen wir leben, kaum möglich, sich vor allen schädlichen Stoffen zu schützen. Schon die Luft, die wir atmen, ist mit Kohlendioxid belastet. Vielen Nahrungsmitteln werden Konservierungsmittel und andere chemische Substanzen beigemengt. Auch viele Kosmetikprodukte beinhalten Stoffe, die zum Beispiel Allergien und Haarausfall auslösen können. Deshalb sollten auch gesunde Menschen, die gut auf sich achten, mindestens zweimal im Jahr ihrem Organismus die Möglichkeit geben, sich von Altlasten zu befreien. Zudem können Sie Körper, Geist und Seele über tägliche Reinigungsrituale entlasten.

Das ist umso wichtiger, wenn unsere Entgiftungsorgane Leber und Nieren durch die Einnahme von Medikamenten und sogenannten Genussgiften, wie Nikotin und Alkohol, überfordert damit sind, die Giftstoffe abzutransportieren.

Die Hauptursache für die Verschlackung auf körperlicher Ebene ist jedoch die Nahrung, die wir täglich zu uns nehmen.

VIKRUTI UND PRAKRUTI

Sie wissen bereits, dass in der ayurvedischen Gesundheitslehre das Individuum im Mittelpunkt steht. Jeder Mensch hat eine einzigartige Dosha-Konstitution, die sich aus unserem aktuellen Zustand (Vikruti) und der Konstellation der Lebensenergie, mit der wir auf diese Welt gekommen sind (Prakruti), zusammensetzt. Ihr Dosha-Typ hat großen Einfluss darauf, welche Nahrung Sie gut

verdauen und in Energie umwandeln können – und welche Ihnen nicht guttut.
Beispiel: Ein von der Vata-Energie dominierter Mensch hilft sich nicht, wenn er zu viel Salate, Obst und ähnlich kalte Speisen zu sich nimmt. Er braucht Nahrung, die ihn wärmt und nährt. Zu viele scharfe Gewürze erhöhen ebenfalls die Vata-Energie – und damit die Stressanfälligkeit.
Kapha-Typen neigen zu Erkältungen und Verschleimung. Nehmen sie zu viel schleimbildende Lebensmittel wie etwa Milchprodukte zu sich, kann es zu Bronchitis, Nasennebenhöhlenentzündungen und ähnlichen Symptomen kommen, die häufig ihre Ursache in einer Verschleimung des Verdauungstraktes haben.

ANSAMMLUNG VON GIFTEN

Wenn wir über lange Zeit Nahrung zu uns nehmen, die unser Organismus schlecht verdauen kann, sammeln sich Gifte in unserem Körper an, die normalerweise mit der Verdauung ausgeschieden werden. Das Gleiche geschieht, wenn wir das ayurvedische Prinzip des Gleichgewichts verletzen. Wenn wir also zum Beispiel viel mehr oder weniger Nahrung zu uns nehmen, als unser Stoffwechsel verwerten kann. Wenn wir z. B. zu salzig essen und die anderen Geschmacksrichtungen vernachlässigen, sammelt sich Wasser in unserem Gewebe an.

ÜBERSÄUERUNG

Bist du sauer? Diese Frage, mit der man sich eigentlich über den Gemütszustand des Gegenübers informieren möchte, zeigt wunderbar das komplexe Zusammenspiel von Körper, Geist und Seele. Dieses alte Wissen findet sich auch in vielen alten Sprichwörtern, wenn jemandem z. B. etwas »an die Nieren geht« (unser

Entgiftungsorgan!) oder »auf den Magen schlägt« (das Organ, in dem unsere Nahrung nicht zu lange verweilen sollte, da es sonst verschleimt und seine Verdauungsarbeit nicht mehr richtig leisten kann).

Aber zurück zu der Frage »Bist du sauer?«. Tatsächlich müssten viele Menschen diese Frage mit Ja beantworten, obwohl sie gar nicht schlecht gestimmt sind.

Übersäuerung, also ein unausgeglichener Säure-Basen-Haushalt, ist ein weitverbreitetes Problem. Die Ursache liegt zum einen darin, dass zu viele säurebildende Lebensmittel wie rotes Fleisch, Wurst, Weißmehl, Zucker und Alkohol verzehrt werden. Zum anderen sorgen unterdrückte Gefühle wie Wut, Angst und Dauerstress dafür, dass der Körper vermehrt Säure bildet. Zu viel Säure kann der Körper nicht mehr abtransportieren und speichert sie daher ein. Das kann zu Symptomen von Kopfschmerzen über Haarausfall bis hin zu Gicht und Bluthochdruck führen. Auch chronische Erschöpfung und häufige Erkältungen können aus einer Übersäuerung des Organismus resultieren.

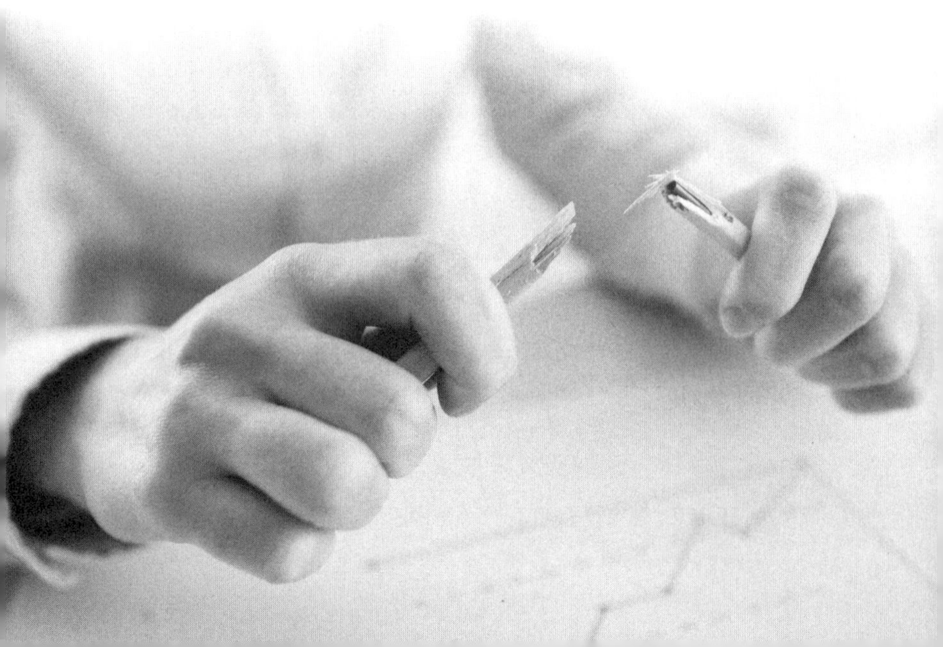

ZU WENIGE BALLASTSTOFFE

Viele Menschen nehmen auch zu wenige Ballaststoffe zu sich. Diese sind für den Verdauungstrakt sehr wichtig, weil sie die Darmwände wie ein Besen reinigen. Die in der ayurvedischen Küche so zentralen Kräuter und Gewürze, die das Verdauungsfeuer anregen und die Entgiftung fördern, stehen oft gar nicht auf dem Speiseplan.

WEITERE FEHLER IN SACHEN ERNÄHRUNG

Zu wenig Flüssigkeit zu sich zu nehmen, zu schnell, zu oft und zu spät zu essen sind ebenfalls weitverbreitete Gewohnheiten, die mittel- und langfristig Schlacke bzw. Giftstoffe (Ama) und Schleim in unserem Körper ansammeln.

Ama bedeutet übrigens in Sanskrit so viel wie »nicht gekocht«. Und in der Tat ist es so, dass im Ayurveda nahezu alle Nahrungsmittel schonend gegart werden. Rohe und kalte Speisen sind für den Organismus eine sehr viel größere Herausforderung.

Wer mit großer Hast und oft auswärts isst, produziert zudem zu wenig Magensäure, um die Nahrung wirklich aufzuspalten.

WAS PASSIERT IM DARM?

Stellen Sie sich vor, wie sich dies alles auf den Darm, unser längstes Organ, auswirkt.
Wie bereits erwähnt werden im Dünndarm aus dem zerkleinerten Nahrungsbrei über die Schleimhaut und die Darmzotten Nähr-

stoffe aufgenommen und an das Blut abgegeben. Wenn Nahrungsmittel aus den genannten Gründen nicht richtig verdaut werden können, kommt es an den Darmwänden zu immer mehr Ablagerungen. Durch Gärprozesse und Fäulnis gerät zudem die für das Immunsystem so wichtige Darmflora aus dem Gleichgewicht.

Vergiftung von innen

Die Zotten des Dünndarms können nicht mehr richtig arbeiten und ihre Funktion sogar ganz einstellen. In der Folge werden nicht mehr genug Nährstoffe aus der Nahrung aufgenommen. Außerdem kann der Dünndarm auch seine Reinigungsaufgabe – Sie erinnern sich: Schädliche Substanzen werden normalerweise zwecks Entgiftung zur Leber transportiert und schließlich ausgeschieden – nicht mehr richtig erfüllen. Das heißt, unser Körper kann so nach und nach vergiften.

Je länger Nahrungsreste in unserem Verdauungstrakt verbleiben, desto größer ist die Gefahr der Verschlackung.

KÖRPERGEWEBE UND KÖRPERKANÄLE

Was passiert mit all den Giftstoffen, die sich bei nicht optimal funktionierenden Verdauungsvorgängen im Körper ansammeln? Wo werden sie eingelagert? Ayurveda geht davon aus, dass der Körper aus sieben Gewebetypen aufgebaut ist.

Die sieben Dhatus

Die Dhatus sind unter anderem für die Funktion der Organe verantwortlich.

Sie bauen hierarchisch aufeinander auf, das heißt, wenn es im ersten Körpergewebe zu einem Problem kommt, können auch die anderen nicht richtig arbeiten. Die sieben Dhatus entwickeln und verfeinern sich durch die Verstoffwechselung der Nahrung und befinden sich so in einem permanenten Umwandlungsprozess.

- Das erste Dhatu – das Rasha (Plasma) – ist für die Versorgung unseres Organismus mit Nährstoffen verantwortlich.
- Das zweite Dhatu – Rakta (Blut) – versorgt alle Gewebe, Organe und Organsysteme mit Sauerstoff.
- Das dritte Dhatu – Mamsa (Muskelgewebe) – schützt und umhüllt alle wichtigen Organe und ermöglicht physische Bewegung.
- Das vierte Dhatu – Meda (Fettgewebe) – ist unser Energiespeicher, hält den Körper geschmeidig und schützt vor äußeren Umwelteinflüssen.
- Das fünfte Dhatu – Asthi (Knochen und Knorpel) – gibt dem Körper Festigkeit und Struktur.
- Das sechste Dhatu – Majja (Nervengewebe und Knochenmark) – übermittelt motorische und sensorische Impulse.
- Das siebte Dhatu – Shukra und Artava (Fortpflanzungsgewebe) – ermöglicht es, neues Leben zu schaffen.

Die feinstoffliche, subtile Essenz des siebten Dhatus nennt Ayurveda »Ojas«. Sie versorgt unseren Körper mit Lebenskraft und Energie. Wenn also der Stoffwechselprozess gestört ist und sich die sieben Körpergewebe nicht entwickeln können, wird der Organismus auch nicht mit genug Lebenskraft und Energie versorgt. Wir fühlen uns in der Folge schlapp und müde, die Anfälligkeit für Infekte steigt. Unser Wohlbefinden gerät dadurch ins Ungleichgewicht. Zu der Struktur des Körpers aus ayurvedischer Sicht gehören zudem die Upadhatus, die von den Dhatus gebildet werden und für den Körper keine nährende, aber eine strukturgebende Funktion haben. Da das Rasha-Dhatu zum Beispiel für die oberste Hautschicht verantwortlich ist, wird ein Ayurveda-Therapeut bei Hautproblemen immer auch das erste Dhatu stärken.

DAS VERDAUUNGSFEUER

Agni – eine gute Verdauungskraft – spielt in der ayurvedischen Medizin eine zentrale Rolle. Sie wird der Pitta-Energie zugeordnet. Je nach ihrer Rolle im Stoffwechselprozess wird unterschieden zwischen:

- Jatharagni ist im Magen und Dünndarm dafür verantwortlich, den verwertbaren Teil aus der Nahrung zu filtern. Nur wenn das Jatharagni gut funktioniert, kann das Verdauungsfeuer optimal brennen. Ayurveda geht daher davon aus, dass nahezu alle Krankheiten ihren Ursprung im Magen-Darm-Trakt haben.
- Bhutagni, das vor allem in den Zellen der Leber sitzt, wandelt die Nahrungsteile in eine verwertbare Struktur um.
- Dhatvagni filtert aus der Struktur die Essenz der Nahrung und führt sie dem Körpergewebe zu.

Srotas

Eine wichtige Rolle spielen zudem die Körperkanäle, die Srotas. Dazu gehören zum Beispiel unsere Poren und unsere Blutgefäße. Durch die Srotas werden alle Substanzen transportiert, die der Organismus braucht oder loswerden will.

Jedes Körpergewebe hat einen eigenen Srota-Kanal. Sicher können Sie sich vorstellen, was bei Schleim und Schlacken geschieht. Die feinen Kanäle verstopfen schnell und können so ihre für unsere Energie und Gesundheit so wichtige Transportaufgabe nicht mehr oder nur unvollständig übernehmen. Der Organismus wird in Folge nicht mehr mit genug Nährstoffen versorgt, Toxine können nicht beseitigt werden.

Malas

Im Verlauf des Verdauungsprozesses entstehen Ausscheidungsprodukte (Malas). Werden die internen Malas – Stuhl, Schweiß, Urin – nicht vollständig ausgeschieden, gerät der Organismus ins Ungleichgewicht. Die externen Malas entstehen beim Wandlungsprozess in den Körpergeweben. Zum Teil sind sie für den Körper verwertbar, zum Teil müssen sie ebenfalls ausgeschieden werden – sonst werden wir krank.

Schlacken und Toxine (Ama) aus einem Mangel an Verdauungskraft (Agni) manifestieren sich auf allen sieben Körpergeweben. Giftstoffe, die der Organismus nicht ausscheiden kann, versucht er dort zwischenzulagern, wo sie möglichst wenig Schaden anrichten. Im vierten Dhatu, dem Fettgewebe, werden zum Beispiel fettlösliche Stoffe eingelagert. Im Rahmen des Entschlackungsprogramms können die Toxine und Schlacken gelöst und über die Srotas ausgeschwemmt werden. Sie werden feststellen, dass Sie sich schnell leichter, freier und wacher fühlen werden.

Symptome für Altlasten

Die Beschwerden, mit denen sich eine Verschlackung des Körpers und eine starke Belastung von Geist und Seele zeigen, sind so vielfältig, dass ich mit ihnen ein eigenes Buch füllen könnte. Fast jede Erkrankung, jedes Symptom hat die Grundursache darin, dass der Organismus sich von Giftstoffen und schädigenden Eindrücken/Gefühlen nicht mehr befreien kann und so ins Ungleichgewicht gerät.

Im Abschnitt »Aus der Ayurveda-Praxis – Fallbeispiele« (→ Seite 70 ff.) lade ich Sie dazu ein, drei Menschen kennenzulernen, die mit unterschiedlichsten Beschwerdebildern zu mir in die Praxis kamen, die sie zum Teil seit Jahren begleitet haben.

Allergien, Haarausfall, ein geschwächtes Immunsystem, chronische Erschöpfung, Burn-out sind nur einige der häufigsten Symptome, die bei Altlasten auftreten können.

SEHR HÄUFIG: REIZDARM UND DARMTRÄGHEIT

Fast immer leiden die Menschen, die zu mir in die Praxis kommen, schon seit Längerem an Verdauungsproblemen, die auf einen Reizdarm und Darmträgheit zurückzuführen sind.
Darmträgheit bedeutet, dass der Nahrungsbrei durch die Muskulatur nur langsam weitertransportiert wird. Der lange Verbleib der Nahrungsreste im Verdauungstrakt hat Gär- und Fäulnisprozesse und eine Verschleimung zur Folge. Der Darm ist oft nicht mehr in der Lage, die Lebensbausteine aus der Nahrung herauszulösen. Je länger der Stuhl im Körper verweilt, desto mehr Flüssigkeit entzieht der Dickdarm – und mit ihr auch die Giftstoffe, die ausgeschieden werden sollten. Der Stuhl wird zudem immer härter und kann bei der Ausscheidung Entzündungen hervorrufen.
Beim Reizdarm sind die Konsequenzen für den Organismus ähnlich fatal. Verstopfung, dann wieder Durchfall, Blähungen, Krämpfe, Schmerzen – der Reizdarm ist durch immer wiederkehrende Probleme des Verdauungstraktes gekennzeichnet, für die die Schulmedizin in der Regel keine organische Ursache findet. Der Magen-Darm-Trakt scheint extrem empfindlich und kann schon durch kleinste Veränderungen buchstäblich gereizt werden.

Ganzheitlich lösen

Aus ayurvedischer Sicht geht der Reizdarm mit einer Vata-Störung einher, während bei Darmträgheit Kapha erhöht ist. Für beide Probleme spielen neben den körperlichen auch seelische Ursachen eine Rolle. Unverarbeitete Gefühle, Schockzustände und Stress etwa können die Muskulatur verkrampfen lassen.

Durch den ganzheitlichen ayurvedischen Ansatz können beide Symptome durch eine typgerechte Anpassung der Ernährungs- und Lebensgewohnheiten in der Regel sehr gut gelöst werden. Erster Schritt ist dabei immer die Entschlackung und Reinigung.

SCHLAFSTÖRUNGEN

Probleme, einzuschlafen und/oder durchzuschlafen, sind unter den Klienten, die zu mir in die Ayurveda-Praxis kommen, sehr häufig. Manche haben auch das Gefühl, eigentlich »normal« und ausreichend zu schlafen, und wachen trotzdem wie gerädert auf.

Die Bedeutung des Schlafes für unser Immunsystem, unser Wohlbefinden, unsere seelische Ausgeglichenheit und unsere Lebenskraft kann gar nicht überschätzt werden.

Dementsprechend schlecht fühlen sich viele meiner Klienten – erschöpft, ausgelaugt, mutlos. Oft suchen sie schon jahrelang nach Hilfe. Dass Schlafprobleme mit der Verdauung zu tun haben könnten, ist für viele schwer nachvollziehbar. Die Schwere des Tages – seien es unverarbeitete Eindrücke oder auch »nur« der Schweinebraten um 20 Uhr – begleitet sie auch in der Nacht. Als Ausnahme ist das kein Problem. Wenn aber aus der Ausnahme die Regel wird, versetzt das den Organismus in einen Daueralarmzustand.

Aus ayurvedischer Sicht ist die Ursache für Schlafprobleme eine Vata-Überdominanz. Woraus diese resultiert – nicht typgerechte Ernährung, mangelnde Erholungsphasen, Unstrukturiertheit –, können wir mit ayurvedischen Diagnosemethoden erkennen.

AYURVEDISCHE DIAGNOSETECHNIKEN

Unsere Ausscheidungsprodukte – die Malas – geben einen wichtigen Hinweis auf die Funktionsweise unseres Verdauungstrakts und die Ursache möglicher Beschwerden. Sie sollten daher bei Urin und Stuhl auf Farbe, Geruch, Konsistenz und Häufigkeit achten.

Ausscheidungsprodukte

Ayurveda geht davon aus, dass ein- bis zweimal täglicher Stuhlgang optimal sind. Die Darmentleerung sollte problemlos und ohne Schmerzen sein. Der Stuhl sollte nahezu geruchlos und nicht schmierig oder klebrig sein. Letzteres deutet genauso wie intensiver Geruch und Schleim auf eine Ama-Belastung hin. Verstopfung und Blähungen sind ein Zeichen für zu viel Vata-Energie. Durchfall und mehrere Stuhlgänge am Tag hängen oft mit einer Pitta-Störung zusammen.

Der Urin eines gesunden Menschen ist hell und klar. Die Menge und Häufigkeit entspricht der Trinkmenge. Alle Verfärbungen – weißlich-trüb (Kapha), gelb bis rot (Pitta), dunkel (Vata) –, Geruch, gehäufter oder schwacher Harndrang sowie Schmerzen und

Probleme beim Wasserlassen können Hinweise auf eine Ama-Belastung des Körpers sein.

Die Körpergewebe wie der ganze Organismus haben während der Nacht Zeit, sich zu regenerieren. Schlacken und Abbauprodukte gelangen während des Schlafs in die Ausscheidungsorgane und sollten morgens ausgeschieden werden. Eine gestörte Nachtruhe ist auch deshalb so fatal, weil sie diesen wichtigen Reinigungs- und Regenerationsprozess blockiert. Schauen Sie deshalb am Morgen ganz besonders genau hin. Vor allem die Zunge zeigt uns sehr deutlich, wie stark unser Organismus belastet ist.

Zungendiagnose

Die Zunge zeigt als Teil des Magen-Darm-Traktes den Zustand von Agni, dem Verdauungsfeuer, an.

Schwellungen, Beläge oder Furchenbildung geben Hinweise darauf, wie Ihr Magen, Bauchspeicheldrüse, Darm, Nieren und Milz arbeiten und wo die Organfunktionen optimiert werden können.

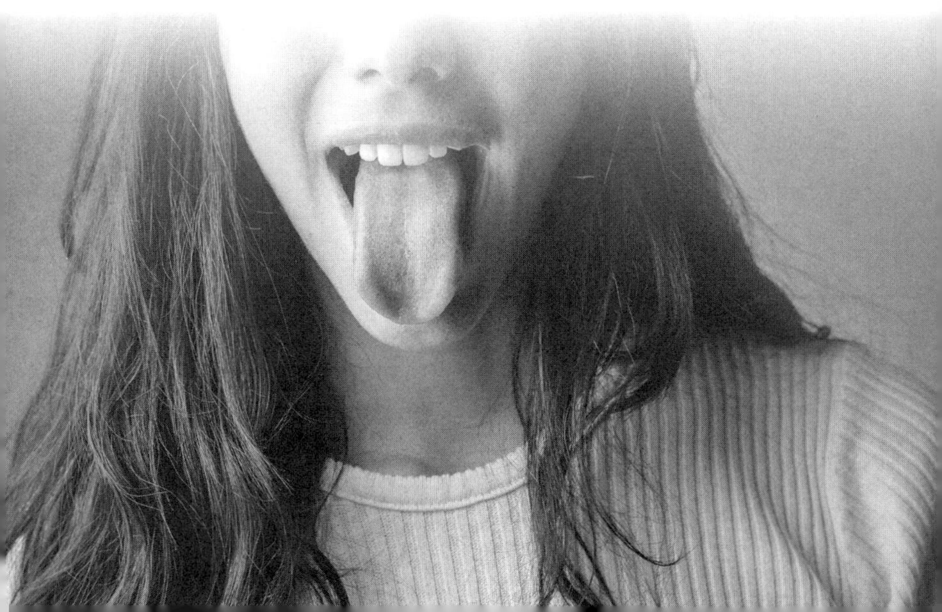

Wenn Sie eine ausführliche Diagnose mit einer individuell auf Sie zugeschnittenen Entschlackungskur machen wollen, sollten Sie einen erfahrenen Ayurveda-Therapeuten aufsuchen.
Die Stelle, wo der Belag sitzt, gibt Ihnen aber schon wichtige Hinweise. Belag an der Zungenspitze deutet auf Ama im Magen hin. Die Zungenmitte steht für den vorderen Teil des Dünndarms. Belag auf der Zungenwurzel deutet auf eine Belastung am Ende des Dünndarms und im Dickdarm hin.

Antlitzdiagnose

Bei der ayurvedischen Antlitzdiagnose kann ein Ayurveda-Therapeut anhand von Linien, Schwellungen, Verfärbungen und Furchen auf die Funktionsweise der Körpergewebe und verschiedener Organe schließen.
Grundsätzlich weist trockene, juckende, faltige Haut auf ein erhöhtes Vata-Dosha hin. Ölige, fettige Haut tritt oft bei einer Kapha-Störung auf. Da die Haut zu unseren größten Ausscheidungsorganen gehört, wird eine erhöhte Ama-Belastung sich in der Regel auch hier zeigen.

Nageldiagnose

Bei der ayurvedischen Nageldiagnose werden Oberfläche, Form und Farbe Ihrer Fingernägel untersucht. Brüchige oder rissige Nägel, Verfärbungen, Längs- und Querrillen lassen Rückschlüsse auf ein Defizit an Mineralstoffen oder andere Mangelerscheinungen sowie auf Verschlackungen und Toxine zu. Zudem wird jeder Finger einem Organ zugeordnet. Die Beschaffenheit des jeweiligen Nagels lässt deshalb auch Rückschlüsse auf die Organtätigkeit zu.

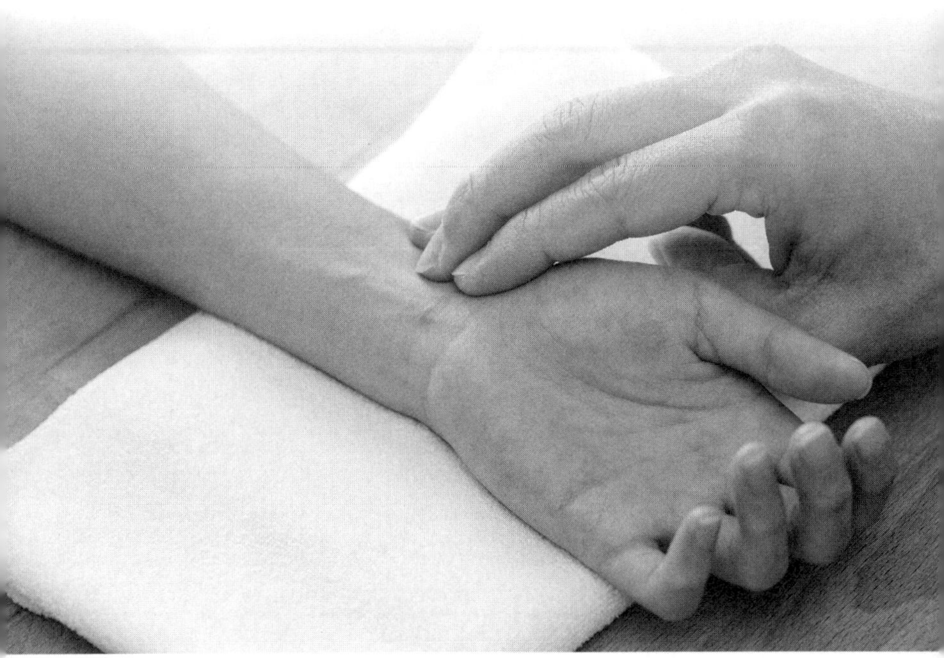

Pulsdiagnose

Bei der ayurvedischen Pulsdiagnose wird an den Innenseiten Ihrer Handgelenke die Frequenz des Pulses (Nadi) mit unterschiedlicher Druckstärke auf die Arterie gemessen.
Der Puls spiegelt nicht nur Ihre grundsätzliche körperliche Konstitution – die individuelle Verteilung der Doshas –, sondern auch die aktuelle Verfassung aller Organe und mögliche Störungen, da er unmittelbar auf Einflüsse aller Art reagiert.

EXTRA

SELBSTTEST: BIN ICH VERSCHLACKT?

Wenn sich auf körperlicher, geistiger und seelischer Ebene mehr und mehr Gifte und Schlacken ansammeln, wird unser kluger Organismus versuchen, uns mit verschiedenen Signalen darauf aufmerksam zu machen. Je mehr Zeit verstreicht, desto lauter werden diese Signale.
Machen Sie es sich deshalb zur Gewohnheit, bei Symptomen wie Kopfschmerzen, Hautunreinheiten, Müdigkeit oder Traurigkeit genau hinzuschauen und aufmerksam in sich hineinzuhören. Wenn Sie zum Beispiel sofort Schmerztabletten nehmen, sind Sie das Symptom zwar für den Moment los – die Ursache aber bleibt. In der Regel wird der Schmerz wiederkommen und mit der Zeit heftiger werden, bis die Ursachen erkannt und beseitigt werden.
Ich lade Sie dazu ein, bei dem nächsten Signal Ihres Organismus einmal folgende Strategie zu probieren: Setzen Sie sich aufrecht hin, oder legen Sie sich auf den Rücken, schließen Sie die Augen, und atmen Sie tief in den Bauch. Praktizieren Sie dies für einige Minuten, und stellen Sie sich dabei geistig die Frage: Was kann ich tun, damit es mir besser geht?
Auf der folgenden Seite habe ich einen kurzen Selbsttest für Sie zusammengestellt, der Ihnen eine erste Orientierung vermitteln kann, ob Schlackenansammlungen bei Ihnen vorhanden sind und erste Folgen mit sich bringen.

Kreuzen Sie an, welche Punkte im körperlichen und mentalen Bereich auf Sie zutreffen.

KÖRPERLICH

○ häufige Infekte
○ belegte Zunge
○ harter Stuhlgang und Verstopfung
○ unregelmäßiger Stuhlgang (nicht täglich)
○ Blähungen
○ Hautunreinheiten, Hautrötungen, Akne
○ Schwellungen
○ Wasseransammlungen im Gewebe
○ Venen- und Bindegewebsschwäche
○ Augenringe
○ fettige Kopfhaut
○ Schuppenbildung und Talgablagerungen
○ brüchige oder gespaltene Nägel, Nagelrillen

MENTAL

○ Unausgeglichenheit, Nicht-in-Balance-Sein
○ Nachlassen der Konzentrationsfähigkeit
○ häufiges Erschöpfungsgefühl, Energielosigkeit
○ innere Unruhe, Nervosität
○ unruhiger Schlaf
○ innere Wut, Zorn
○ Traurigkeit

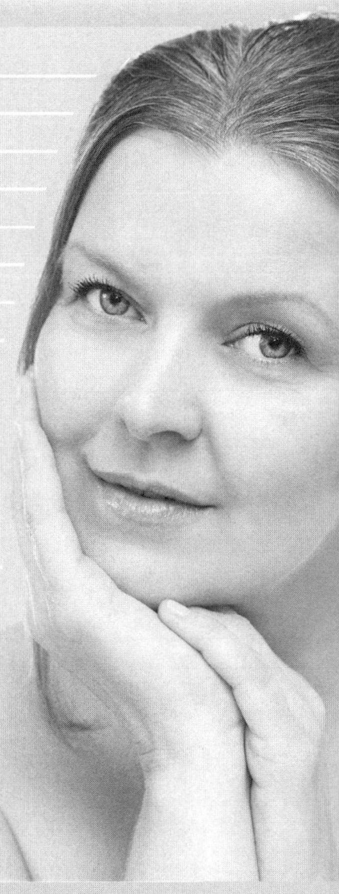

Wenn Sie mehr als fünf Punkte angekreuzt haben, ist eine Entgiftung – möglichst zweimal im Jahr – sehr empfehlenswert. Die besten Zeitpunkte hierfür sind aus ayurvedischer Sicht Frühjahr und Herbst.

Wenn sich noch keine oder wenige Schlacken in Ihrem Organismus angesammelt haben, lade ich Sie ein, die Entschlackung und die täglichen Tipps für den Alltag für den Erhalt Ihrer vollen Vitalität und Leistungsfähigkeit zu nutzen. Die regelmäßige Reinigung ist eine wahre Verjüngungskur!

AUS DER AYURVEDA-PRAXIS

Die Menschen, die zu mir in die Ayurveda-Praxis kommen, haben oft schon eine jahrelange ärztliche Odyssee hinter sich. Sie leiden unter vielfältigen Symptomen auf körperlicher, geistiger und seelischer Ebene, gleichzeitig lässt sich aus schulmedizinischer Sicht dafür oft keine Ursache finden.

Auf den folgenden Seiten stelle ich Ihnen drei Menschen vor. Ihre Geschichten zeigen, wie unterschiedlich die Beschwerdebilder sind, die durch eine Verschlackung verursacht werden. In allen Fällen wurde nach ausführlicher Anamnese und Diagnose eine individuell angepasste ayurvedische Entgiftung durchgeführt.

Anschließend haben wir den Organismus mit ayurvedischen Kräutern und speziellen Übungen für Körper, Geist und Seele harmonisiert und gekräftigt. Lassen Sie sich am Ende des Buches (→ Seite 149 ff.) überraschen, wie sich die drei Klienten nach dem Entschlackungs- und Aufbauprogramm gefühlt haben.

Pitta-Störung

Die 28-Jährige Tanja ist als Juristin sehr erfolgreich. Sie hat Studium und Referendariat in einem Rekordtempo absolviert. Seit

einiger Zeit leidet sie unter starkem Haarausfall. Als sie in die Ayurveda-Praxis kommt, hat sie bereits einige völlig kahle Stellen am Kopf. Auch ihre Fingernägel sind rissig und brüchig. Die Haut ist unrein und fahl. Ihr Selbstbewusstsein als Frau ist äußerst angeknackst.
Außerdem ist Tanja dauernd erkältet und verschnupft. Kaum hat sie sich von einem Infekt erholt, muss ihr Organismus schon mit dem nächsten kämpfen.

PROBLEMBELASTETE BEZIEHUNGEN

Die Beziehungen zu Freunden und Familie sind sehr problembelastet. Die 28-Jährige fährt schnell aus der Haut und wird in Gesprächen manchmal aggressiv. Im Anamnese-Gespräch zeigt sich, dass die junge Frau in den vergangenen Jahren ihre gesamte Energie in ihre berufliche Karriere investiert hat.

AUS DEM GLEICHGEWICHT GERATEN

Erinnern Sie sich? Aus ayurvedischer Sicht ist Gesundheit gleichbedeutend mit Harmonie und Gleichgewicht – zwischen den Lebensenergien, zwischen Aufnehmen und Abgeben, zwischen den verschiedenen Lebensbereichen.

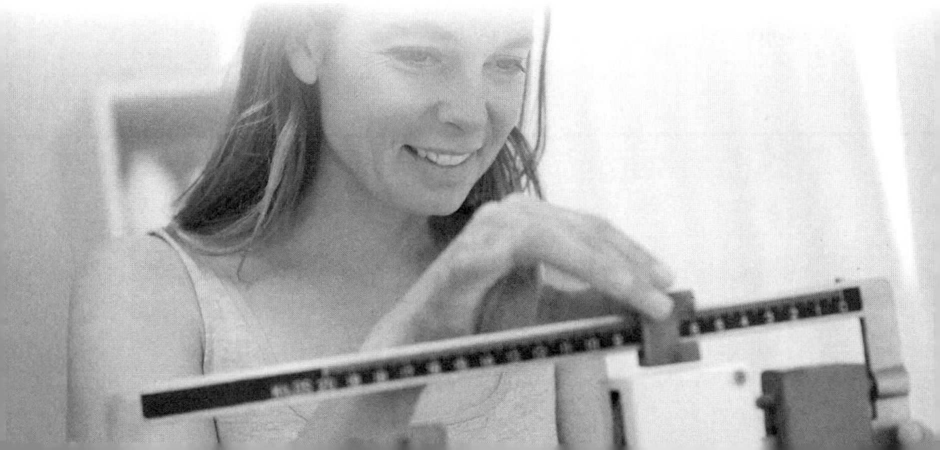

Bereits nach dem ersten Gespräch mit Tanja ist klar, dass bei ihr die verschiedenen Lebensbereiche völlig aus dem Gleichgewicht geraten sind. Privatleben, Sport, Erholung, Spaß haben – all dies ist deutlich zu kurz gekommen. Sie hat nur noch funktioniert und dabei – ohne es zu bemerken – ihre Belastungsgrenzen permanent überschritten. Es gilt für uns alle: Extreme führen zu Instabilität und Disharmonie. Erst wenn allen relevanten Lebensbereichen die nötige Aufmerksamkeit geschenkt wird, sind Stabilität, Zufriedenheit und Entspannung möglich.

ANFÄLLIG FÜR ÜBERFORDERUNG

Die Pulsdiagnose ergibt, dass Tanja ursprünglich ein Pitta-Vata-Typ ist, also ein Mischtyp mit Pitta-Dominanz. Sie ist grundsätzlich anfällig dafür, sich zu überfordern, neigt zu Perfektionismus und tut sich schwer damit, auch mal »Nein« zu sagen. Durch das Ungleichgewicht in den Lebensbereichen und ungünstige Lebensgewohnheiten ist die Pitta-Energie nun deutlich erhöht.
Das zeigt sich in starker körperlicher und emotionaler Hitze, der Neigung, ihre Kräfte zu überschätzen und einer Verschleimung der Atemwege und der Darmwände. Diese wiederum führte dazu, dass der ohnehin überforderte Organismus nicht genug Nährstoffe aufnehmen konnte. Ein Teufelskreis. Mit den Haar- und Hautproblemen versuchte der Körper letztlich, auf seinen Notstand aufmerksam zu machen.

Vata-Störung

Dauernde Kopfschmerzen, Schlafstörungen, diffuse Ängste, starke, nicht zu kontrollierende Stimmungsschwankungen, chronische Erschöpfung – die Beschwerden, die den 48-jährigen Gregor zu mir führen, sind vielfältig. Er leidet mal unter Verstopfung, dann wieder unter Durchfall. Seit einigen Wochen kommen noch Ohrgeräusche hinzu.

WIE EIN GREIS

Der Lehrer schleppt sich mehr in die Praxis, als dass er geht. Er wirkt auf mich eher wie ein Greis als ein Mann in der Blüte seines Lebens. Gegen die Angststörungen hatte er einige Zeit Psychopharmaka genommen, die aber keinen positiven Effekt gehabt und seinen körperlichen Zustand eher noch verschlimmert haben. Nach dem ersten Gespräch und der ayurvedischen Diagnosestellung ist klar, dass der 48-Jährige auf allen Ebenen völlig überreizt ist und unter starker innerer Unruhe leidet. Als Konstitutionstyp mit Vata-Dominanz müsste er eigentlich auf Klarheit, Struktur und regelmäßige Entspannungsphasen in seinem Leben achten. Warme Speisen tun ihm gut.
Tatsächlich ist er aktuell völlig mental aufgerieben und körperlich an der Grenze seiner Leistungsfähigkeit. Er leidet unter einer starken Vata-Störung.

VON VERPFLICHTUNG ZU VERPFLICHTUNG

Wie ist es dazu gekommen? Als Sonderschullehrer hat Gregor einen sehr anspruchsvollen Job. Der Druck hat sich in den vergangenen Jahren stetig erhöht, die Klassen werden immer größer, die Kollegen weniger. Gleichzeitig ist der 48-Jährige privat sehr gefordert: Vor vier Jahren wurde er Vater. Vor zwei Jahren hat er gemeinsam mit einer Frau einen Kredit aufgenommen, um ein Haus zu bauen.
Gregor hat das Gefühl, er hetzt nur noch von Verpflichtung zu Verpflichtung, wird den Anforderungen aber nicht gerecht und

sowieso niemals mit allem fertig. Dieses Gefühl nagt an ihm, genauso wie schlimme Existenzängste: Was, wenn er seinen Job verliert? Wer soll dann die Schulden abbezahlen?

STILLE MACHT ANGST

Weil er nicht mehr zur Ruhe kommt, trinkt er seit einigen Monaten jeden Abend größere Mengen Alkohol. Essen läuft nebenher, meist kauft er sich zwischen Termin A und Termin B irgendeine belegte Semmel. Ruhe und Stille machen ihm aktuell Angst. Deshalb flüchtet er sich in Ablenkung, schaut sich actionreiche Filme an und lässt sich dauerberieseln. Gregor ist auf allen Ebenen übervoll, regelrecht verstopft mit Dingen, die ihm nicht guttun. Das Durcheinander in seinem Kopf schwächt ihn. Gleichzeitig füttert er es permanent.

Kapha-Störung

Die 51-jährige Sandra leidet seit vielen Jahren an Bronchitis und Nasennebenhöhlenentzündungen, die etwa alle drei Monate wiederkehren. Am Morgen wacht sie nach langem, aber nicht wirklich erholsamem Schlaf oft ganz verquollen auf. In regelmäßigen Abständen plagen sie zudem Ausschläge an den Armen und den Beinen. Sie ist übergewichtig und kann sich in letzter Zeit zu nichts mehr aufraffen.

VERLETZUNGEN AUS DER KINDHEIT

Sandra ist geschieden und arbeitet halbtags in einer Apotheke, ein Job, der ihr nicht wirklich gefällt. Vor einem Jahr ist die älteste Tochter von Sandra ausgezogen. Seitdem fühlt sie sich innerlich leer. Ihre Eltern leben zwar noch, aber sie hat nur sporadischen Kontakt zu ihnen. Verletzungen aus der Kindheit hat Sandra noch nicht verarbeitet. Ich sehe, dass sie neben den überflüssigen Pfunden noch viel mehr mit sich herumschleppt. Sie ist voller Wut und Zorn und kann diesen Gefühlen keinen Ausdruck geben.

INNERE LEERE AUFFÜLLEN

Ihre innere Leere und ihre ungelösten Probleme versucht sie, unbewusst mit Essen und Trinken zu kompensieren. Sie isst eigentlich den ganzen Tag, vorwiegend süße und fette Speisen, und lässt ihrem Organismus keinerlei Zeit, die Dinge, die sie aufnimmt, zu verarbeiten. Ihre körperliche Verfassung ist so zum Spiegel ihres geistig-seelischen Zustandes geworden.

AUS DER SPUR

Die Pulsdiagnose zeigt mir, dass sie eigentlich ein Pitta-dominierter Konstitutionstyp mit sehr viel Energie ist. Auf Kindheitsbildern sehe ich eine schlanke, sportliche Sandra, die willensstark und draufgängerisch wirkt. Nun ist die Kapha-Energie durch die Lebensgewohnheiten der Klientin aus der Spur geraten.

ANSAMMLUNG VON AMA

Die Ernährungsgewohnheiten und unverarbeiteten Probleme haben über die Jahre zur Ansammlung von immer mehr Ama geführt. Sandra ist immer schwerer geworden – und zwar nicht nur auf körperlicher, sondern auch auf geistiger und seelischer Ebene. Da ihr Lymphsystem nur träge arbeitet, sammelt sich Wasser an und schwemmt den Körper auf. Der Körper bildet viel Schleim, der sich in Nase, Stirn und Bronchien festsetzt.

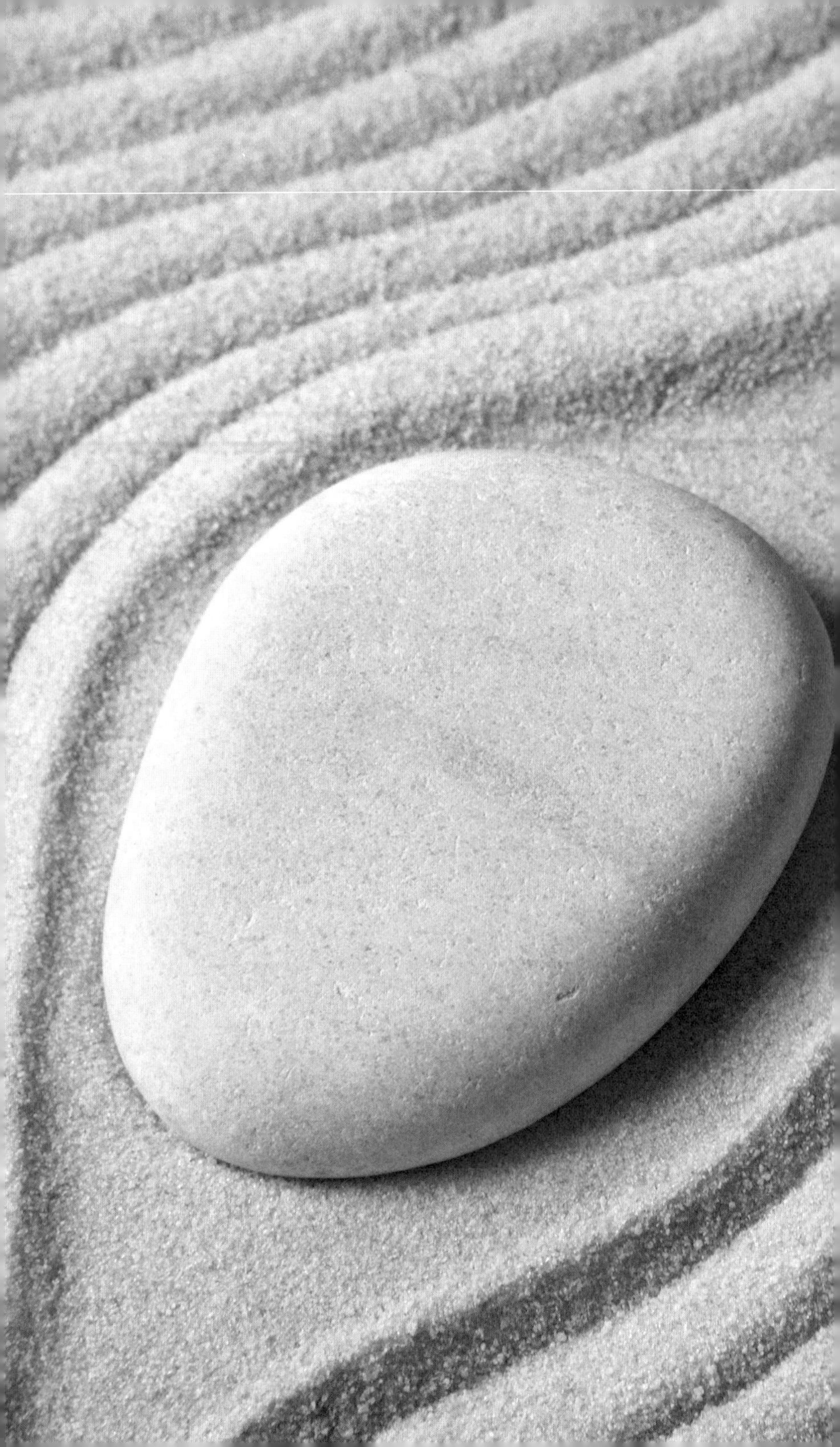

KAPITEL 3

ENTSCHLACKUNG AUF ALLEN EBENEN

In diesem Kapitel stelle ich Ihnen wunderbare Reinigungs- und Klärungsmethoden vor, die sich leicht in den Alltag integrieren lassen. Das Entschlackungsprogramm für zu Hause, das ich für Sie zusammengestellt habe, gibt es neben der zehntägigen Variante auch in einer Fünf-Tage-Ausführung, falls Sie aktuell wenig Zeit haben.

REINIGUNGSMETHODEN FÜR DEN KÖRPER

Körper, Geist und Seele bilden aus ayurvedischer Sicht eine Einheit. Betreiben wir Raubbau an unserem Körper, wird sich das über kurz oder lang auch auf die anderen Ebenen auswirken. Genauso wie ungelöste seelische Probleme oder Dauerstress mit der Zeit den Körper krank machen.

Oberste Priorität: der Organismus

Die ayurvedische Therapie beginnt in der Regel mit der körperlichen Ebene. Wenn wir uns müde und schwach fühlen, dauernd erkältet sind und unser Energielevel sehr niedrig ist, ist es sehr schwierig, Geist und Seele die Aufmerksamkeit zu widmen, die sie verdienen. Der Körper ist oft so mit der Verarbeitung von Schadstoffen überfordert, dass es oberste Priorität hat, ihn zu reinigen, zu stärken und aufzubauen. Wenn wir uns körperlich besser fühlen, hat das einen sofortigen Effekt auf unsere geistige und seelische Verfassung. Es entsteht ein positiver Kreislauf, der nach und nach alle Lebensbereiche erfasst.

NUTZEN SIE VISUALISIERUNGEN

Ich lade Sie dazu ein, sich vorzustellen, wie Sie sich körperlich idealerweise fühlen wollen. Voller Energie und Lebenskraft, beweglich und ohne Schmerzen? Visualisieren Sie sich in diesem idealen Körperzustand. Stellen Sie sich vor, wie Sie lächeln, wie Sie sich voller Wohlwollen im Spiegel betrachten, wie Sie Ihrer Lieblings-Freizeittätigkeit voller Lebensfreude nachgehen. Versuchen Sie, sich zudem ein Bild davon zu machen, wie Sie sich gern in zehn, 20 oder 30 Jahren fühlen möchten und wie Sie wohl aussehen werden. Visualisierungen haben einen starken Einfluss auf unser Unterbewusstsein und unterstützen uns dabei, Ziele zu erreichen.

GESUNDHEIT LEBENSLANG

Ayurveda geht davon aus, dass wir bis ins hohe Alter unsere Gesundheit, Kraft und natürliche Schönheit bewahren können. Vollkommene Gesundheit ist demnach der natürliche Zustand des Körpers. Versuchen Sie, diesen wunderbaren Gedanken zu verinnerlichen.

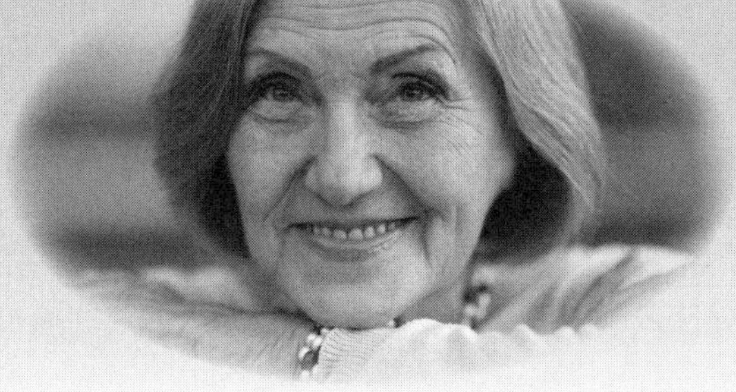

15 MINUTEN – GUT INVESTIERT

Auf den folgenden Seiten beschreibe ich Ihnen einige einfach in den Alltag integrierbare Methoden, mit denen Sie Ihren Körper dabei unterstützen können, Schlacken und Giftstoffe abzutransportieren. Die täglich etwa 15 Minuten, die Sie dafür benötigen, sind gut investiert. Sie werden schon bald feststellen, dass Sie sich körperlich und geistig sehr viel leistungsfähiger, konzentrierter und gesünder fühlen. Idealerweise beginnen Sie mit den Reinigungsübungen zeitgleich mit der Entschlackungskur und nehmen diese dann dauerhaft in Ihre tägliche Routine auf.
Im Schlaf durchläuft unser Organismus verschiedene Reinigungsprozesse. Die morgendlichen Reinigungsrituale, die Ayurveda empfiehlt, sind daher sehr viel umfassender als hierzulande üblich. Giftstoffe werden abtransportiert, das Verdauungsfeuer wird angeregt, und der Geist wird geklärt. Nutzen Sie dieses Wissen, und starten Sie voller Vitalität in den Tag. Beginnen Sie jeden Morgen damit, ein Glas lauwarmes Leitungswasser auf nüchternen Magen zu trinken. So kurbeln Sie Ihren Stoffwechsel an.

MORGENDLICHE ZUNGENREINIGUNG

Viele der Schadstoffe, die nachts frei werden, sammeln sich im Mund und – oft sichtbar durch einen weiß-gelblichen Belag – auf der Zunge. Wenn Sie es sich zur Gewohnheit machen, diesen Zungenbelag sanft zu entfernen, werden Sie feststellen, dass typische Kapha-Beschwerden wie eine Verschleimung der Nasennebenhöhlen und der oberen Atemwege weniger werden oder ganz verschwinden.
Schaben Sie den Belag sanft vom hinteren Gaumenbereich bis zur Zungenspitze mit einem speziellen Zungenreiniger oder einem Löffel ab.

MUNDSPÜLUNG MIT SESAMÖL

Durch eine Spülung mit hochwertigem Sesamöl werden anschließend die Gift- und Abfallstoffe aus der Mundschleimhaut gelöst und abtransportiert. Das Ölziehen – Gandusha genannt – stärkt zudem unser Immunsystem und unsere Selbstheilungskräfte, indem es die Speicheldrüsen und damit die Bildung von Eiweißkörpern anregt.

Nehmen Sie einen Löffel des Sesamöls in den Mund, und ziehen Sie dieses etwa zwei bis drei Minuten langsam durch die Zähne. Sie können das Öl auch gurgeln und so die Mandeln reinigen. Achten Sie aber unbedingt darauf, dass Sie nichts schlucken! Spucken Sie anschließend das gesamte Öl aus. Es sollte nun weißlich-schaumig sein. Spülen Sie anschließend den Mundraum sorgfältig mit warmem Wasser aus, und putzen Sie die Zähne.

Zungenreinigung und Ölziehen haben einen sehr positiven Einfluss auf unsere Gesundheit im Allgemeinen und die Zahngesundheit im Speziellen. Parodontose, Karies und andere dentale Erkrankungen können damit vermieden werden.

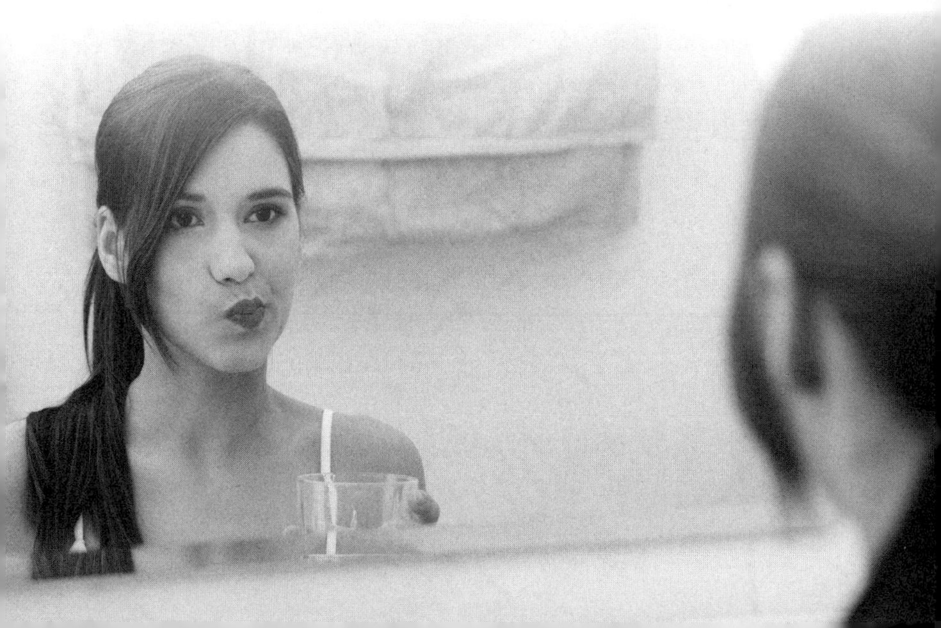

NASENSPÜLUNG

Vor allem für Menschen mit zu viel Kapha – erkennbar z. B. an häufigen Infekten der Atemwege – ist die tägliche Nasenspülung, Nethi, äußerst empfehlenswert. Sie benötigen dazu ein ayurvedisches Nasenspülkännchen oder eine Nasendusche, die in Apotheken oder Drogeriemärkten erhältlich sind.
Füllen Sie das Gefäß mit lauwarmem Wasser, und lösen Sie darin einen Teelöffel möglichst naturbelassenes Salz auf. Anschließend beugen Sie den Kopf seitlich über ein Waschbecken, sodass die Ohren übereinanderliegen. Lassen Sie dann das Wasser vorsichtig in das obere Nasenloch einfließen, der Mund ist geöffnet. Wechseln Sie, nachdem die Hälfte der Flüssigkeit verbraucht ist, die Nasenseite. Anschließend sollten Sie mehrmals durch die Nase ausatmen, um Schleim und Wasserreste abzutransportieren. Zum Schluss benetzen Sie die Nasenlöcher sanft mit einigen Tropfen Sesamöl.

Wenn Sie täglich die Zungenreinigung, das Ölziehen und die Nasenspülung durchführen, haben Sie schon mal viel für Ihre Gesundheit getan. Wenn Sie morgens etwas mehr Zeit zur Verfügung haben – zum Bespiel am Wochenende –, können Sie dieses wunderbare Reinigungs- und Wohlfühlprogramm noch erweitern.

KÖRPER EINÖLEN UND MASSIEREN

Um unseren Körper bei der Reinigung zu unterstützen, ist eine Massage am Morgen fester Bestandteil des ayurvedischen Reinigungsrituals. Die Massage ist nicht nur für den Körper, sondern auch für Geist und Seele eine wahre Wohltat. Versuchen Sie sie daher möglichst häufig in Ihre tägliche Routine zu integrieren. Glauben Sie mir, die Zeit ist gut investiert!

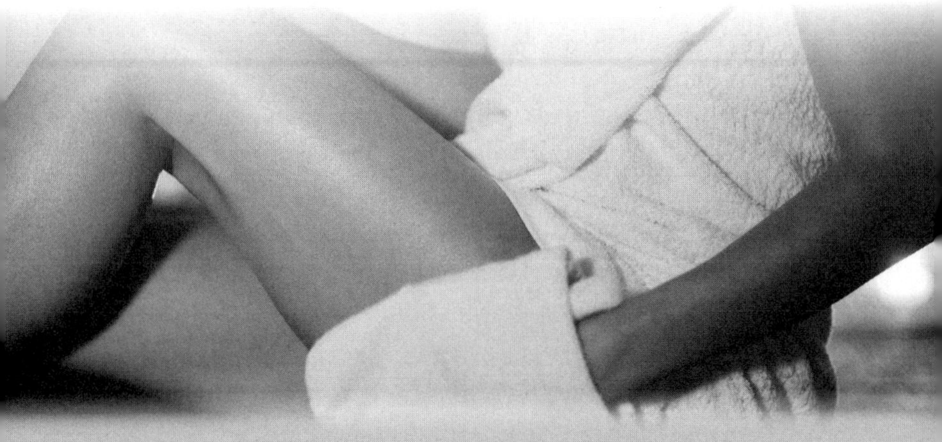

Den Garshan, die Kaash-Schale und auf Ihr Dosha abgestimmte Körperöle können Sie auch unter www.kaya-veda.de beziehen.

Der Garshan

Insbesondere während der Entschlackung sollten Sie die tägliche Trockenmassage mit dem Rohseidenhandschuh – Garshan – durchführen. Sie stimuliert den Kreislauf und die Durchblutung des Bindegewebes, aktiviert den Lymphfluss und fördert den Abbau von Ama und abgestorbenen Hautpartikeln. Massieren Sie im Bereich der Gelenke kreisförmig, bei den Knochen mit Auf- und Ab-Bewegungen.

Ölmassage

Nach der Trockenmassage können Sie eine Ölmassage – Abhyanga – anschließen. Dabei massieren Sie ein auf Ihr Dosha abgestimmtes Körperöl – alternativ geht auch Sesam- oder Mandelöl – kräftig in den Körper von Kopf bis Fuß ein. Anschließend sollten Sie das Öl möglichst 20 Minuten einwirken lassen und danach warm duschen. Durch das Öl werden Toxine gebunden und gelöst. Die Massage kurbelt den Stoffwechsel und das gesamte Herz-Kreislauf-System an. Auch das Hautbild verjüngt sich.

LUNGENREINIGUNG

Mit der Lungenreinigung Kapalabhati aus der ayurvedischen Disziplin des Yoga reinigen Sie Ihre Atemwege und versorgen Ihren Körper mit Sauerstoff und Energie. Wenn wir gestresst sind, atmen wir in der Regel deutlich zu flach. Die Feueratmung – Kapalabhati – führt den Atem tief in den Bauchraum und massiert zeitgleich die dortigen Organe.

- Setzen Sie sich dazu bequem im Schneidersitz auf ein Kissen oder eine Decke. Die Wirbelsäule sollte aufgerichtet, der Kopf gerade, das Kinn leicht zum Brustkorb geneigt sein. Die Hände liegen locker auf den Knien.
- Schließen Sie die Augen, und atmen Sie einige Male tief durch die Nase ein und aus, versuchen Sie, dabei tief in den Bauch zu atmen. Spüren Sie, wie sich die Bauchdecke beim Einatmen hebt und beim Ausatmen wieder senkt.
- Atmen Sie schließlich noch mal tief ein, und konzentrieren Sie sich ab jetzt etwa 20 Atemzüge nun nur noch auf das stoßartige Ausatmen. Der Bauch schnellt dabei zurück.
- Atmen Sie anschließend ein- bis zweimal normal ein und aus. Dann atmen Sie bequem ein und füllen die Lungen zu etwa drei Vierteln. Halten Sie nun die Luft für etwa 20 Sekunden an. Konzentrieren Sie sich auf den Punkt zwischen Ihren Augenbrauen, und visualisieren Sie Ihre Wirbelsäule als Lichtkanal.
- Atmen Sie dann einige Male normal ein und aus, und machen Sie dann noch ein bis zwei Kapalabhati-Runden. Spüren Sie anschließend einige Momente nach.

Führen Sie diese Übung idealerweise sofort morgens nach den Reinigungsritualen durch. Sie versorgt Sie mit ausreichend Energie für den Tag!

DAS DRITTE CHAKRA

Fast alle Heilsysteme dieser Welt kennen verschiedene Punkte oder Zentren am Körper, die für die Gesundheit des Organismus besonders wichtig sind, da von dort aus Energie aufgenommen und verteilt wird. Im Ayurveda heißen diese Energie- oder Bewusstseinszentren Chakras.

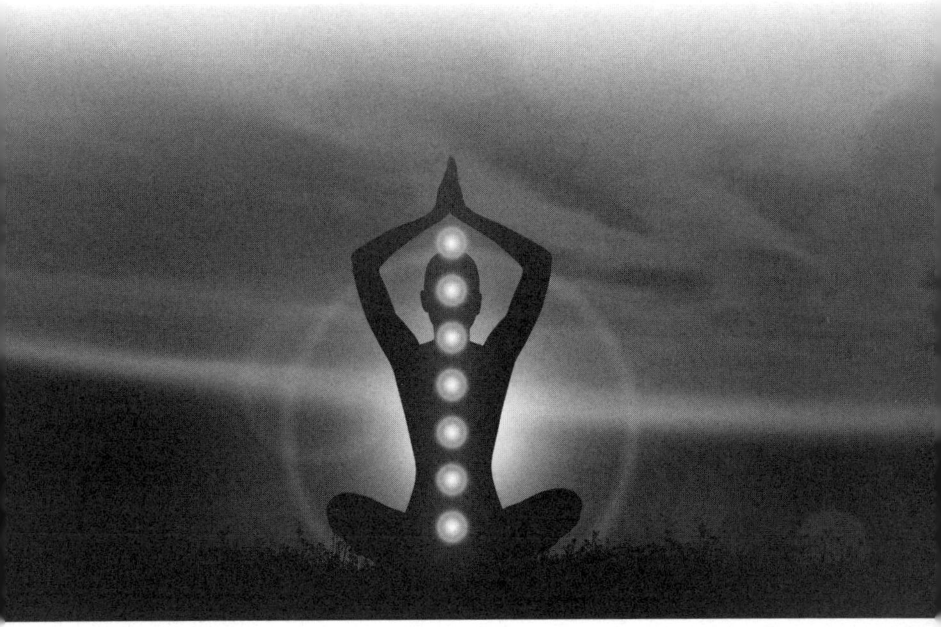

Es werden sieben Hauptchakras unterschieden, die entlang der Wirbelsäule angeordnet sind und denen verschiedene Themen und Körperfunktionen entsprechen. Das für die Verdauung und Reinigung besonders wichtige Chakra ist das dritte. Es befindet sich direkt oberhalb des Bauchnabels. Magen, Leber, Dünndarm, das vegetative Nervensystem und die Bauchspeicheldrüse lassen sich mit Mantras (Laute oder Wörter) sowie speziellen Yogaübungen aktivieren.

Mantra für das dritte Chakra

Das bekannteste Mantra ist das »Om«. Es gilt als Urlaut, der allen anderen Klängen zugrunde liegt. Ayurveda geht davon aus, dass durch die Schwingungsfrequenzen, die beim Tönen eines Mantras entstehen, die Energiezentren des Organismus auf allen Ebenen aktiviert werden können. Der Laut, der dem dritten Chakra (Manipura) zugeordnet wird, ist das »RAM«. Zudem werden ihm die Farbe Gelb und das Element Feuer zugewiesen.

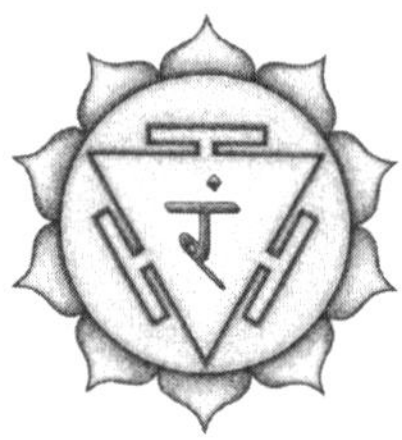

RAM

Das Tönen eines Mantras hilft Ihnen dabei, im Rahmen einer Reinigungs-Meditation Ihre Gedanken auf den Moment und eine spezielle Körperregion zu fokussieren.

Ich lade Sie dazu ein, dieses Ritual einmal auszuprobieren, zum Beispiel im Anschluss an die Lungenreinigung. Sie sitzen dabei, genau wie bei Kapalabhati beschrieben, mit aufrechter Wirbelsäule im Schneidersitz und schließen die Augen. Nach jedem Einatmen intonieren Sie das »RAM« und konzentrieren sich dabei auf das dritte Chakra und die ihm zugeordnete Farbe Gelb. Führen Sie dies etwa eine Minute durch. Versuchen Sie, eine erwartungslose innere Haltung einzunehmen. Sie müssen nicht an die Wirkung glauben – spüren Sie einfach, was sich in Ihrem Organismus verändert.

Es gibt einige Yoga-Übungen, mit denen Sie das dritte Chakra und damit speziell die Darm- und Bauchorgane anregen können. Versuchen Sie, sie mehrmals in der Woche in Ihre morgendliche oder abendliche Routine zu integrieren.

VORWÄRTSBEUGE

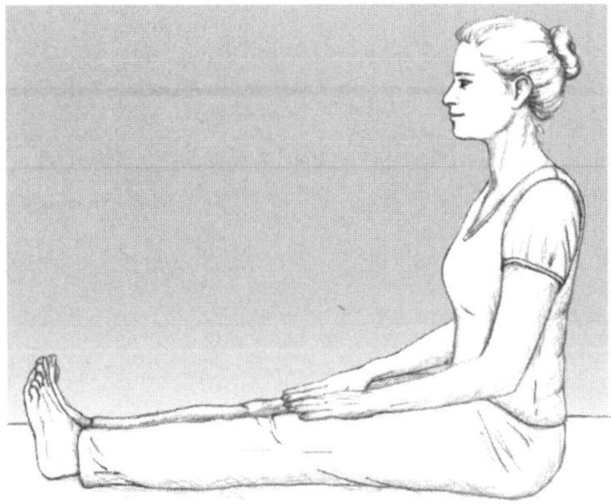

Setzen Sie sich in den Langsitz. Der Oberkörper ist aufgerichtet. Die Beine liegen nebeneinander, die Zehen zeigen zum Körper.

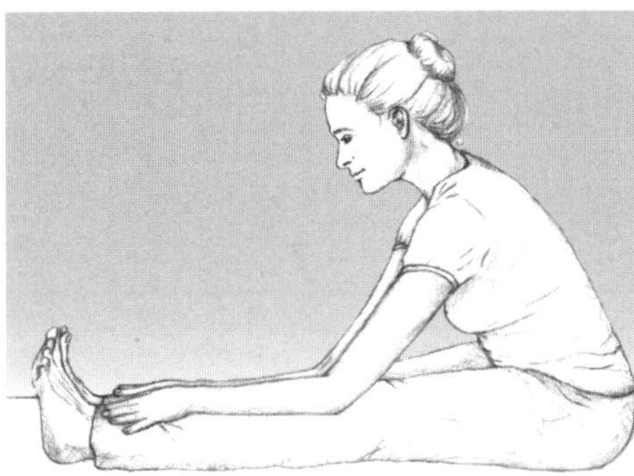

Strecken Sie beim Einatmen die Arme nach oben aus, und kommen Sie beim Ausatmen mit dem Oberkörper nach vorn zum Schienbein. Der Rücken bleibt gerade, die Hände umfassen anschließend die Waden, Knöchel oder Fußspitzen, je nachdem, wie flexibel Sie sind.

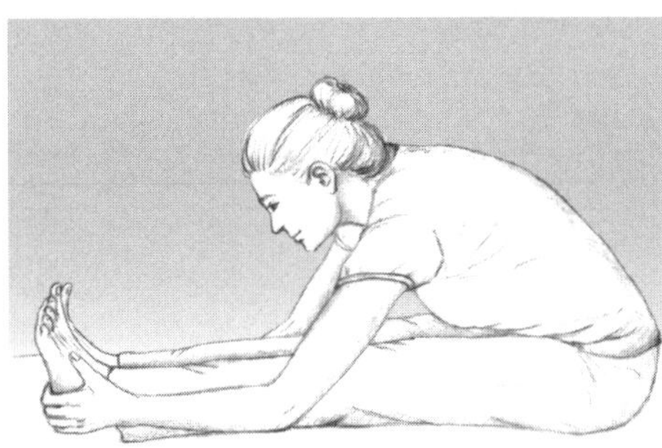

Der Blick ist zu den Knien gerichtet, Kopf und Nacken sind entspannt. Atmen Sie durch die Nase tief ein und aus, spüren Sie, wie der Bauch beim Einatmen die Oberschenkel berührt. Lassen Sie bei jedem Ausatmen etwas mehr los.

Halten Sie die Stellung etwa ein bis zwei Minuten, und kommen Sie dann langsam wieder in die Sitzhaltung. Spüren Sie einige Momente nach, was sich in Ihrem Körper verändert hat.

KOBRA

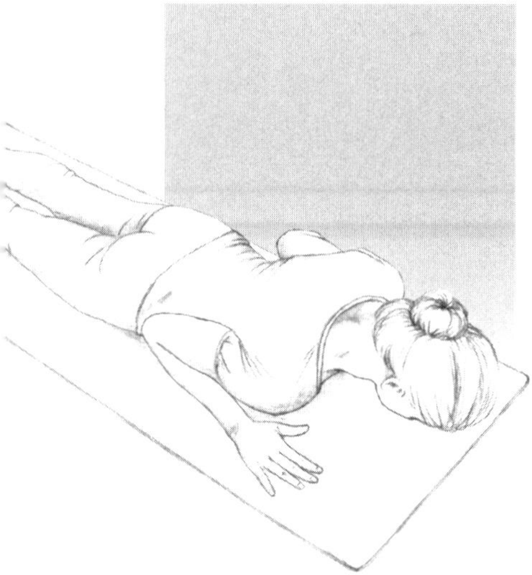

- Legen Sie sich auf den Bauch. Die Beine sind geschlossen, der Fußrücken liegt ebenfalls auf der Erde. Legen Sie den Kopf mit der Stirn auf die Unterlage. Positionieren Sie die Hände flach neben den Schultern, die Ellenbogen sind nah am Körper. Bewegen Sie die Ohren von den Schultern weg nach unten, und bringen Sie die Schulterblätter zusammen.

- Spannen Sie nun Beine und Gesäß fest an, das ist wichtig, um den unteren Rücken zu schützen.

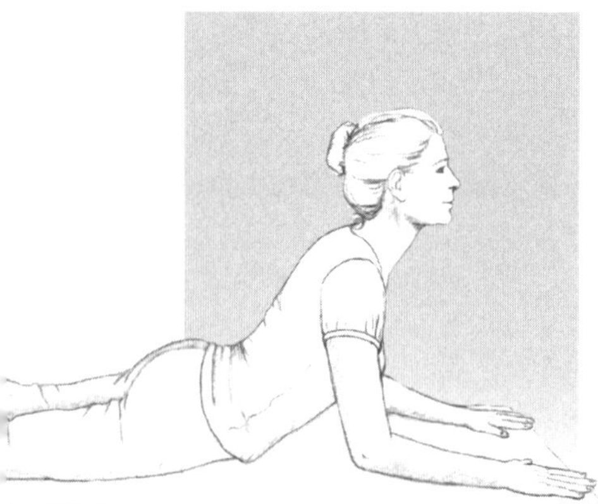

- Heben Sie beim Einatmen langsam den Kopf und den Brustbereich mit der Kraft des Nackens an (zuerst Stirn, dann Nase und Kinn), so weit es für Sie angenehm ist. Drücken Sie den Unterbauch fest in die Erde, dadurch werden die Bauchorgane massiert.

- Halten Sie die Stellung etwa 20 bis 30 Sekunden, und kommen Sie dann langsam wieder heraus. Spüren Sie nach, und wiederholen Sie die Übung, wenn es sich für Sie stimmig anfühlt.

REINIGUNGSMETHODEN FÜR GEIST UND SEELE

In den meisten Entschlackungskonzepten werden Geist und Seele völlig außer Acht gelassen. Dabei sind es gerade oft die vielen Sinneseindrücke, die jeden Tag auf uns einströmen, unverarbeitete Gefühle und Dauerstress, die zu körperlichen Symptomen führen. Menschen, die viel emotionalen Ballast mit sich herumschleppen, versuchen oft, mit übermäßigem Verzehr von Nahrung ihre seelische Leere zu füllen.

Die seelische und geistige Komponente würdigen …

… mit entsprechenden Konsequenzen für die Gesundheit. Oft wird versucht, mittels einer Diät das Übergewicht in den Griff zu bekommen. Das funktioniert aber meist nur kurzfristig, wenn nicht auch die seelische und geistige Komponente, die erst zu der ungünstigen Ernährung geführt haben, gewürdigt werden. Es geht im Ayurveda niemals um die Erreichung eines von der Gesellschaft vorgegebenen Idealgewichts oder Schönheitsideals. Ziel ist es, dass Sie sich rundum wohl in Ihrer Haut fühlen und zu Ihrem natürlichen Gleichgewicht auf allen Ebenen (zurück-)finden oder dieses behalten.

Bevor ich Ihnen einige sehr wirksame Reinigungsmethoden für Geist und Seele vorstelle, möchte ich Ihnen noch einige Tipps für die Gestaltung Ihres Alltags mit auf den Weg geben. Ayurveda ist nicht dogmatisch und geht immer individuell auf das Gegenüber ein. In diesem Sinne lade ich Sie dazu ein, die Dinge, die sich für Sie stimmig anfühlen, mit Freude auszuprobieren.

ORDNUNG UND STRUKTUR

Alles, wirklich alles, was sich in Ihrem Umfeld befindet, wirkt sich über Ihre Sinne auf Geist und Seele aus. Wenn im Wohnumfeld Ordnung und Struktur herrschen, sorgt das daher auch für einen klaren Geist. Wenn Sie also Ihre Gedankenkreisel nicht zur Ruhe bekommen und sich innerlich unruhig und unklar fühlen, schaffen Sie Klarheit in Ihrer Wohnung. Räumen Sie auf, und werfen Sie weg! Behalten Sie die Gegenstände, die Sie wirklich brauchen und die Ihnen etwas wert sind, und behandeln Sie sie mit Wertschätzung. Umgeben Sie sich mit Gegenständen, Gerüchen, Farben, die Ihrer Seele guttun und Sie lächeln lassen.

Menschen, die viel sammeln und in ihrer Wohnung unzählige Gegenstände aufbewahren, haben aus ayurvedischer Sicht oft ein Kapha-Übergewicht. Auch im emotionalen Bereich tun sie sich häufig schwer mit dem Loslassen und schleppen viele unverarbeitete Gefühle mit sich herum.

Egal ob Kleidung, die Ihnen schon längst nicht mehr passt oder die Sie schon Jahre nicht mehr getragen haben, oder Gegenstände, die nur noch als Staubfänger fungieren: Ich lade Sie dazu ein, einmal in der Woche – etwa im Zuge des Wohnungsputzes – Ihr Inventar zu überprüfen:

- Brauche ich das eigentlich?
- Wann habe ich es zuletzt benutzt?
- Was ist es mir wert?
- Macht es mein Leben besser?

Durch dieses Ritual wird Ihnen bald klar werden, was Sie loslassen sollten und was bleiben darf. Loslassen befreit!

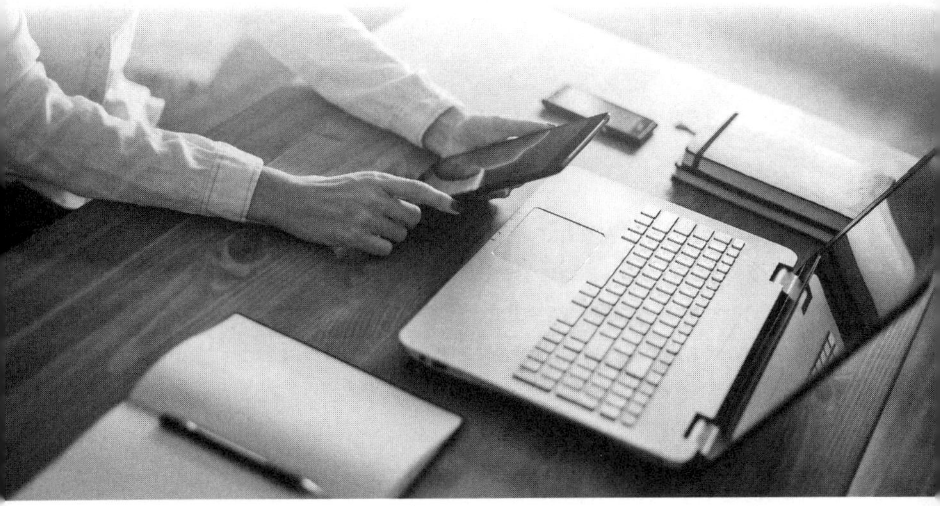

Gleiches gilt übrigens auch fürs Büro: Verschiedene Untersuchungen zeigen, dass Ordnung und Struktur sich positiv auf die Konzentrationsfähigkeit und die geistige Leistungskraft auswirken.

VORSICHT VOR ZU VIELEN REIZEN

In unserer modernen westlichen Welt sind wir unzähligen Reizen und Sinneseindrücken ausgesetzt, vor denen wir uns nicht schützen können. Umso wichtiger ist es, Bücher, Musik und Filme, die wir in unserer Freizeit konsumieren, sehr bewusst zu wählen. Alles, wirklich alles, was wir zu uns nehmen, hat Einfluss auf jede einzelne Zelle von uns – der blutrünstige Krimi genauso wie der Liebesroman. Insbesondere abends sollten Sie Ihren Organismus nicht mit zu viel Gewalt und Action belasten.

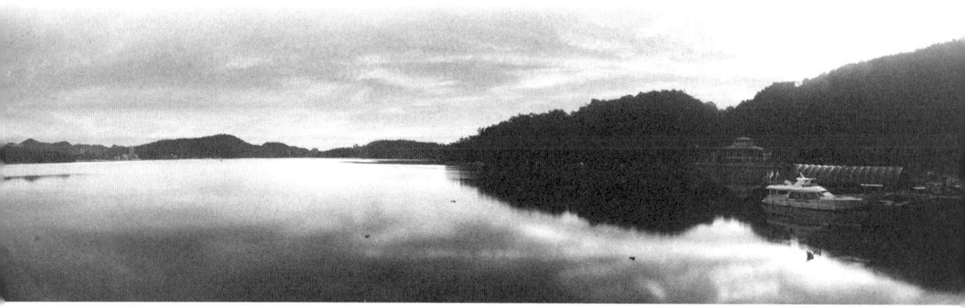

Stille-Oasen

Auch hier gilt: Versuchen Sie herauszufinden, was Ihnen wirklich guttut, und haben Sie den Mut, lieb gewonnene Gewohnheiten zu durchbrechen. Versuchen Sie, Oasen der Stille einzubauen, und verlängern Sie diese Schritt für Schritt. In der Stille kommen Ihr Geist und Ihre Seele zur Ruhe. Vielleicht fühlt es sich weniger ungewohnt an, wenn Sie sich anfangs dabei bewegen, etwa im Rahmen eines Waldspazierganges. Als Teil der Natur sollten wir uns auch immer wieder in diese begeben und in ihr, ihren Farben und Gerüchen Kraft schöpfen.

BEZIEHUNGEN ÜBERPRÜFEN

Essenziell für Ihr geistiges und seelisches Wohlbefinden ist es auch, dass Ihre Beziehungen intakt und nährend sind. Auch hier macht es Sinn, manchmal Inventur zu machen:

- Was bedeutet mir dieser Mensch?
- Gibt es ein Gleichgewicht zwischen Nehmen und Geben?
- Tut mir dieser Kontakt wirklich gut?
- Wie bereichert er mich?

Manche Freundschaften gehen vorbei, andere beginnen – Achtsamkeit unterstützt Sie dabei, nicht in Beziehungen zu verharren, die Ihnen nicht guttun, und Ihre Offenheit für künftige Begegnungen zu wahren.

ÜBUNG ZUR REINIGUNG DER SEELE

Wenn Gefühle verdrängt werden, belasten sie uns irgendwann und können auf Dauer krank machen. Es ist enorm wichtig, auch die sogenannten unangenehmen Gefühle wie Hass, Zorn, Eifersucht zu spüren und sie sich bewusst zu machen. Denn nur, wenn wir sie zulassen, können wir sie schließlich auch wieder loslassen. Ein Schlüssel dazu, Gefühle kommen und gehen lassen zu können, ist es, sie nicht zu bewerten. Kein Gefühl ist an sich gut oder schlecht. Es »ist« einfach.
Dabei kann folgende Übung helfen:

- Ziehen Sie sich in einen geschützten Raum zurück, wo Sie niemand stört. Wählen Sie eines der Gefühle, das Sie derzeit häufig belastet. Zum Beispiel das Gefühl des Zorns, weil Ihr Partner Sie nicht so unterstützt, wie Sie es sich wünschen.

- Schließen Sie Ihre Augen, und stellen Sie sich diese Situationen bildlich vor, so lange, bis sich das Gefühl einstellt. Sie sind jetzt in dieser Situation und sind zornig. Jetzt lassen Sie den Zorn raus. Wenn es nötig ist, dass Sie dazu schimpfen, schreien oder auch toben müssen, dann tun Sie es. Schimpfen Sie, schreien Sie und toben Sie – so lange, bis Sie das Gefühl haben, dass der ganze Zorn draußen ist.

- Bewerten Sie Ihr Handeln nicht, sondern atmen Sie als Nächstes tief ein und aus. Konzentrieren Sie sich jetzt bitte nur

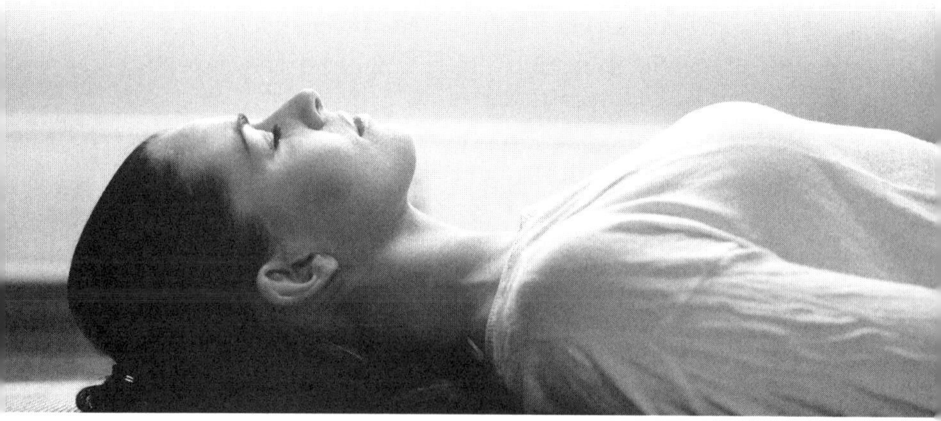

auf die Atmung, so lange, bis Sie an nichts anderes denken als an Ein- und Ausatmen.

- Als Nächstes kommt ein sehr wichtiger Schritt. Sagen Sie laut und ruhig einige Male zu sich. »Ich darf zornig sein, das ist in Ordnung. Ich darf schimpfen, das ist in Ordnung. Ich darf toben, das ist in Ordnung.« Und falls Sie über Ihren Partner zornig waren, der Sie zu wenig unterstützt, dann sagen Sie laut: »Mein Partner darf so sein, das ist in Ordnung so.«

Vergessen Sie vor allen Dingen beim letzten Schritt nicht, dass Sie nur Ihre Gedanken positiv beeinflussen können und nicht die der anderen Personen.

MEDITATION – DIE REISE ZU SICH SELBST

Eine der wirksamsten Methoden, um in Kontakt mit unserem wahren Selbst zu kommen und uns nicht zu sehr im Außen zu verfangen, ist Meditation. In der buddhistischen Lehre gibt es den Terminus des »Monkey Minds«, also des Affengeistes. Gemeint ist damit, dass unsere Gedanken permanent und scheinbar unkon-

trollierbar hin- und herspringen – so wie der kleine, ruhelose Affe permanent von Ast zu Ast hüpft. Wenn wir stark von Sorgen und Ängsten dominiert sind, dreht sich dieses Karussell oft schneller und schneller – und wir scheinen machtlos und ohnmächtig danebenzustehen. Es gibt keinen mächtigeren Energieräuber als unsere Gedanken.
Mit Meditation können wir lernen, unsere Gedanken zu kontrollieren. Das heißt nicht, dass wir keine Gedanken mehr haben. Es bedeutet, dass wir sie kommen und gehen lassen können. Auch hier ist also wieder der Schlüssel das Loslassen.

Auf einen Anker fokussieren

Meditieren können Sie im Grunde immer und überall – im Gehen, beim Geschirrspülen, in der Natur. Immer dann, wenn wir den »Monkey Mind« auf einen Anker fokussieren – wie den Atem oder ein Wort/Mantra –, stoppen wir das permanente Karussell in unserem Geist, sei es auch nur für Momente. Gerade für Anfänger in der Meditation ist es jedoch hilfreich, sich gezielt Zeit zu nehmen und zu üben. Ich stelle Ihnen auf den folgenden Seiten zwei Arten von Meditationen vor.
Schon einige Minuten täglich – am besten zu Beginn oder zum Abschluss des Tages – reichen aus, um Ihren Geist und Ihre Energie zu stärken. Falls Sie allein Schwierigkeiten mit der Konzentration haben, besuchen Sie einen Kurs bei einem guten Lehrer. Sie erlernen hier die Techniken, die Sie später auch zu Hause anwenden können.

Pranayama – vedische Atemmeditation

Pranayama verbindet bewusste rhythmische Atmung mit Atempausen. Prana bedeutet Atem, Ayama bedeutet Anhalten. Ein Atemzyklus dauert normalerweise drei oder vier Sekunden. Mit Pranayama dauert er dreißig bis siebzig Sekunden.

- Nehmen Sie in lockerer, bequemer Kleidung eine bequeme Sitzhaltung ein, achten Sie darauf, dass Ihre Wirbelsäule aufrecht ist.

- Schließen Sie nun die Augen, und atmen Sie ruhig ein und aus. Lassen Sie Ihre Aufmerksamkeit sanft auf dem Atem ruhen. Versuchen Sie also nicht, möglichst tief oder in einem bestimmten Rhythmus zu atmen. Lassen Sie stattdessen den Atem los, akzeptieren Sie, wie er von selbst fließen will, und beobachten Sie ihn nur, spüren Sie ihm nach. Nehmen Sie wahr, wie sich die Bauchdecke bei jedem Atemzug hebt und senkt. Ziel ist es, irgendwann so fokussiert zu sein, dass Sie nichts anderes mehr wahrnehmen als den Atem.

- Wahrscheinlich werden Sie feststellen, dass es Ihnen nicht ohne Weiteres gelingt, völlig auf den Atem konzentriert zu bleiben. Ohne dass Sie es wollen, werden Gedanken oder Gefühle aufkommen. Sobald Sie merken, dass der Atem nicht mehr im Mittelpunkt Ihrer Aufmerksamkeit steht, nehmen Sie dies akzeptierend zur Kenntnis und richten die Aufmerksamkeit wieder sanft auf den Atem, ohne ihn zu beeinflussen.

- Versuchen Sie die Gedanken wie Wolken vorbeiziehen zu lassen und ihnen keine Beachtung zu schenken.

Es gibt verschiedene Techniken, die Konzentration auf die Atmung zu erleichtern. Die einfachste ist das Zählen der Atemzüge. Wenn Sie diese Technik einsetzen, zählen Sie am Ende des ersten Ausatmens im Geist »eins«, am Ende des zweiten Ausatmens im Geist »zwei« usw. Wenn Sie die Zahl 10 erreicht haben, beginnen Sie wieder von vorn. Auch das Tönen (Singen) eines Mantras kann helfen, den Geist zur Ruhe zu bringen.

Das regelmäßige Üben dieser Meditationsform führt zu höherer Konzentrationsfähigkeit und mehr innerer Ruhe. Je mehr Sie loslassen können, desto tiefer ist die Entspannung, die mit starken Glücksgefühlen verbunden sein kann.

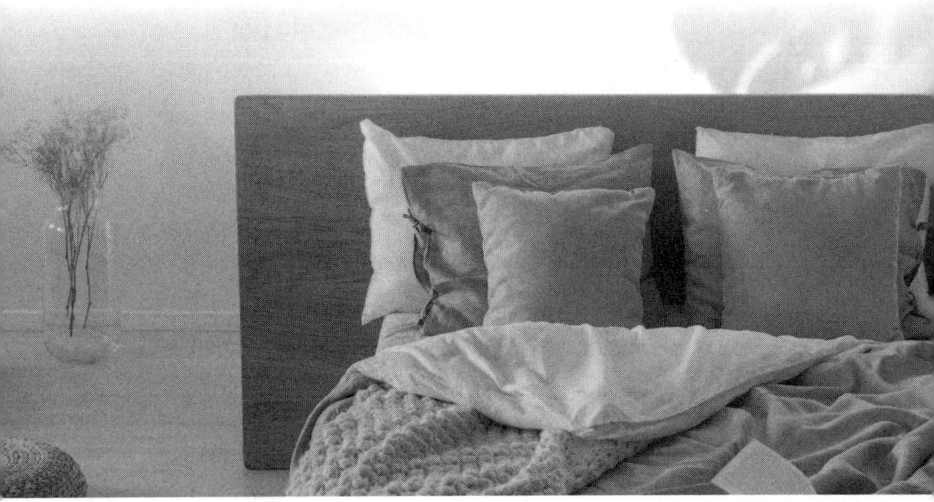

Meditation zur Nacht

Zähne putzen oder das Gesicht vom Schmutz des Tages befreien – das wird uns von Kindheit an beigebracht. Genauso wichtig ist es, Geist und Seele zu klären. Dabei hilft folgendes Ritual zur Nacht:

- Zunächst sollten Sie Ihren Körper pflegen und bei einer warmen Dusche oder einem warmen Bad entspannen. Sorgen Sie für eine Wohlfühlatmosphäre, etwa mit Räucherstäbchen und gedämpftem Licht. Aus dem Schlafzimmer sollten möglichst elektronische Geräte und Alltagsgegenstände entfernt werden.

- Wenn Sie das Tagesgeschehen stark beschäftigt, machen Sie es sich zur Gewohnheit, die Gedanken in einem Buch zu notieren. Es fällt so leichter, sie loszulassen.

- Legen Sie sich dann entspannt auf den Rücken, die Beine fallen etwa hüftbreit auseinander, die Arme liegen neben dem Körper, die Handflächen schauen nach oben.

- Schließen Sie die Augen. Atmen Sie ein paarmal tief durch die Nase ein und aus. Lassen Sie Ihren Atem dann frei fließen. Spüren Sie Ihren Körper und die verschiedenen Körperpartien. Stellen Sie sich vor, Sie liegen auf einem weichen Moosfeld und sinken immer tiefer hinein.

- Fokussieren Sie sich nun für einige Minuten beim Ein- und Ausatmen auf ein Wort wie »Entspannung«, »Ruhe«, »Frieden« oder auf ein anderes Wort, das sich für Sie stimmig anfühlt. Wenn Gedanken kommen, kehren Sie immer wieder zu diesem Wort zurück.

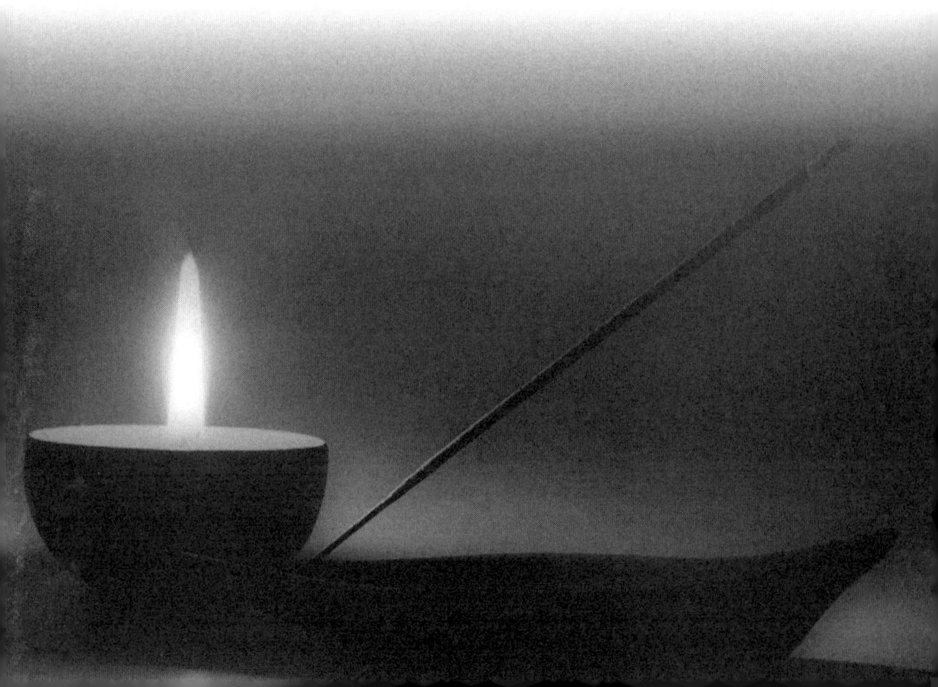

TIPPS FÜR DIE MEDITATION

- Wählen Sie in Ihrer Wohnung einen Platz für die Meditation aus, wo Sie Ruhe und Entspannung finden. Es ist vorteilhaft, wenn Sie diesen mit einem kleinen Altar, Kerzen, Räucherstäbchen, Blumen und inspirierenden Bildern schmücken.
- Wählen Sie täglich für sich eine bestimmte Zeit der Meditation aus. Am besten am Morgen, bevor Sie den Tag beginnen. Starten Sie mit der Meditation nach dem Duschen, damit Sie die Müdigkeit und Schläfrigkeit abstreifen und sich ganz und gar der Meditation widmen können.
- Meditieren Sie nicht mit vollem Magen. So können sich die Gedanken nicht frei entfalten.
- Nehmen Sie bei der Meditation die richtige Sitzhaltung ein. Setzen Sie sich im Lotus- oder Schneidersitz auf ein Kissen am Boden oder auf einen Stuhl. Der Rücken sollte dabei immer gerade und aufrecht sein.
- Machen Sie sich vor der Meditation Gedanken, auf welche Art Sie sich am besten konzentrieren können. Die einen entspannen bei spiritueller Musik oder Mantras am besten, andere bevorzugen die absolute Stille. Für viele Menschen ist es einfacher, sich über die detaillierte Beobachtung eines Gegenstandes – etwa einer brennenden Kerze – in sich selbst zu versenken.
- Fangen Sie mit tiefer und ruhiger Atmung an, und atmen Sie durch die Nase. Konzentrieren Sie sich auf ein Wort, eine Farbe oder die Atmung. Lassen Sie auftauchende Gedanken wie Wolken vorbeiziehen.

ENTSCHLACKUNGSKUREN

Im Ayurveda wird eine mehrwöchige, tiefgehende Ayurveda-Entschlackungskur mindestens ein- bis zweimal im Jahr empfohlen. Eine solche Panchakarma-Kur ist wie eine Art Neustart für den ganzen Organismus. Wenn Sie jemals die Möglichkeit haben, eine solch intensive ayurvedische Entschlackung zu machen – tun Sie es! Es lohnt sich! Da aber die meisten von uns keine Zeit haben, mehrere Wochen aus ihrem Alltag auszusteigen, habe ich zwei kompakte, sehr effektive Varianten entwickelt. Eine zehntägige Entschlackungskur und ein Fünf-Tage-Expressprogramm. Beide Kuren lassen sich gut in den Alltag integrieren. Sie sollten dennoch eine Zeit wählen, in der Sie viele Ruhephasen einbauen und sich auf sich selbst besinnen können. Der beste Zeitpunkt, um eine Entschlackung durchzuführen, ist laut Ayurveda im Frühjahr oder im Herbst. In meiner Ayurveda-Praxis in Augsburg passen wir die Kur an die jeweilige Dosha-Konstitution an, und die Entgiftung wird mit individuell abgestimmten ayurvedischen Kräutern unterstützt. Die Reinigungsprogramme bringen Ihre Doshas ins Gleichgewicht, regen das Verdauungsfeuer an, reinigen die Körperkanäle (Srotas) und kräftigen das Gewebe. Körper, Geist und Seele werden von Schlacken und Altlasten befreit. Sie werden sich nach der Entgiftungskur vitaler fühlen.

Was Sie für die Entschlackung brauchen

Damit Sie mit Ihren Entschlackungstagen beginnen können, brauchen Sie nur wenige Lebens- und Hilfsmittel. Sie finden Sie in gut sortierten Bioläden und bei (Online-)Anbietern für ayurvedische Produkte (auch unter www.kaya-veda.de).

Ayurvedischer Zungenreiniger, -schaber

Er befreit die Zunge von Toxinen, Schlackstoffen und Bakterien, die sich über Nacht gebildet haben. Reinigen Sie täglich nach dem morgendlichen Zähneputzen die Zunge damit (→ Seite 80).

Sesamöl

Eine Öl-Mundspülung (→ Seite 81) ist die ideale Mundhygiene zur täglichen Reinigung. Sie können Sesamöl benutzen oder eine typgerechte Mundspülung für Ihren Dosha-Typ verwenden.

Rohseidenhandschuh

Die Garshan-Körpermassage (→ Seite 83), eine Trockenmassage mit einem Rohseidenhandschuh, stimuliert sanft die Durchblutung des Bindegewebes, aktiviert die Lymphdrainage – besonders zum Abbau von Schlacken (Ama) oder zur Kapha-Reduzierung und Gewichtsabnahme. Führen Sie die Trockenmassage täglich vor dem Duschen durch.

Körperöl (Vata-, Pitta- oder Kapha-Öl)

Während der Entschlackungskur verwenden Sie das Öl täglich vor dem Duschen und massieren sich damit ein. Die Ölmassage (→ Seite 83) belebt den Stoffwechsel und bindet die Schlacken.

Ingwerwurzel

Ingwer wirkt anregend auf den Verdauungstrakt und verhindert dadurch die Ansammlung von Schlacken und Toxinen im Körper.

Sie stärkt das Immunsystem und hat eine verjüngende Wirkung. Verwenden Sie Ingwer während der Entschlackungszeit zum Kochen in jedem Gericht. Trinken Sie täglich mindestens zwei Liter warmes Ingwerwasser (→ Seite 107).

Ghee

Es stärkt die Verdauungskraft und verbessert die Aufnahme der Nährstoffe, dient der Entgiftung des Körpers, bindet Schlacke und leitet sie aus. Die allgemeine Lebenskraft im Körper wird gesteigert. Verwenden Sie Ghee während der Entschlackungszeit zum Kochen in jedem Gericht (→ Seite 105 f.).

Mungbohnen »grün«

Die Bohnen helfen, die Verdauung wieder in Ordnung zu bringen und die angesammelte Schlacke schonend auszuleiten. Mungbohnen sind ideal, um Toxine zu beseitigen, das Verdauungsfeuer zu stimulieren, Schwellungen zu reduzieren und sowohl Leber, Gallenblase als auch die Gefäße zu reinigen. Sie sind für jeden Konstitutionstyp geeignet und dienen der Entschlackung und Heilernährung im Ayurveda. Verwenden Sie sie täglich zum Kochen in jedem Gericht.

Indische Flohsamenschalen

Indische Flohsamenschalen sind für die Reinigung des Darms ein wahres Wundermittel. Sie binden Giftstoffe und haben eine entzündungshemmende und antibakterielle Wirkung. Sie wirken zudem unterstützend beim Aufbau einer gesunden Darmflora.

Dinkelflocken

Dinkel ist eine sehr gut verträgliche Getreideart, die sich harmonisierend auf die Verdauung auswirkt. Es hat einen hohen Anteil an Ballaststoffen und ungesättigten Fettsäuren.

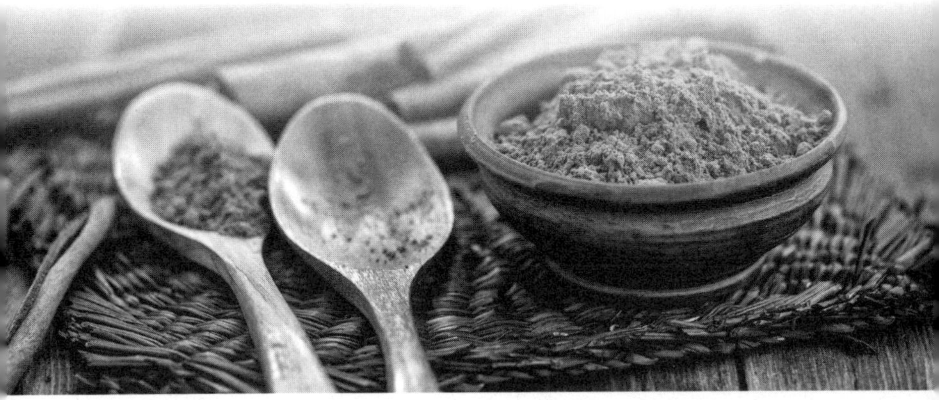

Die Rezepte für die Reinigungsprogramme

Machen Sie das Zubereiten Ihrer Entschlackungsgerichte bereits zu einem Teil der Reinigung. Versuchen Sie, im Moment zu sein, und gehen Sie mit Freude und Zuversicht ans Werk.

AYURVEDISCHER FRÜHSTÜCKSBREI

Der Dinkelbrei harmonisiert die Verdauung und ist der perfekte Start in den Tag.

Zutaten

1 Stück Ingwer (etwa 1 cm dick)
1 TL Ghee
½ Glas Wasser
Bei Bedarf: ½ Banane zerdrückt, ½ Apfel geraspelt
1–3 EL Dinkelflocken

Zubereitung

- Schälen und würfeln Sie den Ingwer.
- Geben Sie alle Zutaten in einen Topf, und kochen Sie diese kurz (ca. 2 bis 4 Minuten) auf, sodass ein Brei entsteht.

DETOX-TEE

Zusätzlich zum rechts beschriebenen Fastentrunk können Sie auch den folgenden Tee für Blut- und Leberreinigung, Schleimbeseitigung und Reinigung des Verdauungstraktes trinken.

Zutaten

1 Teil Fenchelsamen
2 Teile Löwenzahnwurzel
1 Teil Leinsamen
1 Teil Süßholzwurzel
2 Teile Klettenwurzel
1 Teil rote Kleeblüten

Zubereitung

Zutaten mischen, davon 1 gehäuften Esslöffel in eine Teekanne mit zwei Tassen heißem Wasser geben. 5 bis 10 Minuten ziehen lassen, filtern und trinken.

TIPP: Wenn diese Zutaten nicht erhältlich sind, trinken Sie andere Kräutertees (keine Früchtetees!), oder machen Sie sich ein Ingwerwasser (→ Seite 107).

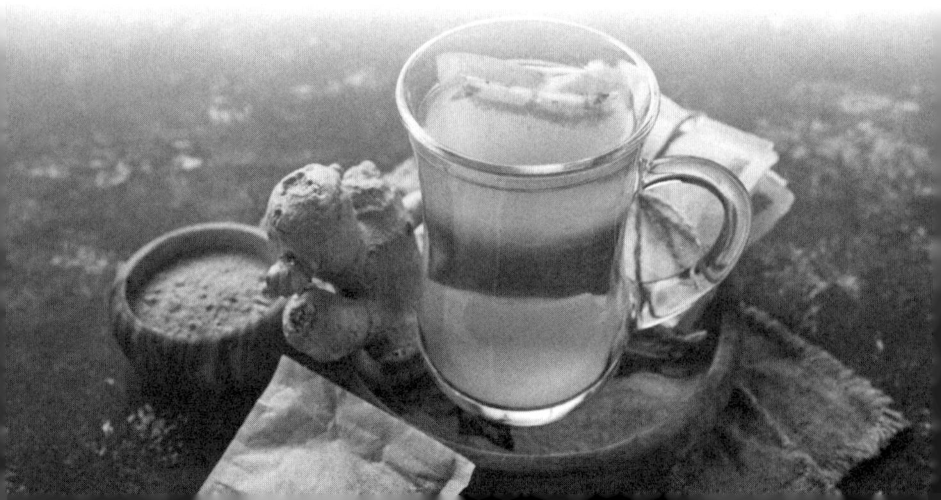

FASTENTRUNK

Neben Ingwerwasser und Kräutertees wird der Trunk während des Fastens zu sich genommen.

Zutaten

1,5 l Wasser
1 TL Kreuzkümmelpulver
3 Kardamomsamen (nur die gemahlenen Samen, nicht die grüne Schale)
1 TL Fenchelsamenpulver
1 TL frischer Ingwerwurzelsaft

Zubereitung

- Bringen Sie alle Zutaten in einem Topf zum Kochen. Danach von der Hitze nehmen und für weitere 15 Minuten ziehen lassen.
- Die Flüssigkeit filtern, in einer Thermosflasche warm halten und regelmäßig über den Tag verteilt trinken.

GHEE

Ghee, gereinigte Butter, gilt in der ayurvedischen Küche als Lebenselixier und Verjüngungsmittel. Es wirkt entgiftend und hilft, fettlösliche Umwelt- und Körpergifte zu binden und auszuleiten. Ghee stärkt die Verdauungsorgane, macht die Speisen bekömmlicher, intensiviert ihren Geschmack und bewahrt deren Vitamin- und Vitalstoffgehalt.
Darüber hinaus ist Ghee ein ideales Transportmedium für fettlösliche Vitamine, Mineralstoffe und Spurenelemente zur Aufnahme in den Körper.

Zutaten für Ghee

1–2 Packungen frische Butter (Süß- oder Sauerrahm)
1 Topf mit dickem bzw. doppeltem Boden
1 feines Sieb
1 sauberes und trockenes Keramik-,
Edelstahl- oder Glasgefäß

Zubereitung

- Lassen Sie die Butter bei mittlerer Hitze im Topf zergehen und bei offenem Topf leicht köcheln. Sie brauchen die Butter weder zu rühren noch den Topf zuzudecken. Auf der Oberfläche formt sich ein leichter Schaum.
- Die Butter kann jetzt zwar noch weiterköcheln, soll aber auf keinen Fall überkochen.
- Nach etwa 10 bis 15 Minuten des Köchelns setzt sich meist ein Sud auf dem Boden ab. Bei weiterem Köcheln wird dieser etwas bräunlicher, und ein wunderbar warmer Duft von zerlassener Butter verbreitet sich. Der abgesetzte Sud wird immer dunkler, darf aber nicht anbrennen.
- Wenn der Sud dunkler geworden ist oder das brutzelnde Geräusch vom Köcheln aufgehört hat, den Topf vom Herd nehmen.
- Das noch flüssige Ghee wird durch das Sieb in das vorbereitete Gefäß abgeseiht und bei halb geöffnetem Deckel abgekühlt. Das Ghee ist sofort verzehrfertig.

TIPP: Durch das lange Köcheln wird der Wasseranteil aus der Butter abgekocht. Das garantiert die lange Haltbarkeit. Das Ghee muss nicht im Kühlschrank aufbewahrt werden.

INGWERWASSER

Ingwerwasser fördert das Verdauungsfeuer (Agni) und den Stoffwechsel und unterstützt die Entgiftung des Körpers. Es wirkt anregend auf den Verdauungstrakt und verhindert dadurch die Ansammlung von schädlichen Schlacken und Toxinen (Ama) im Körper. Obendrein stärkt es das Immunsystem und hat eine verjüngende Wirkung.

Zutaten

2 Liter Wasser
1 frische Ingwerknolle

Zubereitung

- Bringen Sie das Wasser zum Kochen.
- Ingwer schälen und in dünne Scheiben schneiden. Die Ingwerscheiben in das kochende Wasser geben, kurz aufkochen und einige Minuten ziehen lassen.
- Das Ingwerwasser in eine Thermoskanne füllen, und das warme Wasser über den ganzen Tag verteilt trinken.

TIPP: Je länger Sie das Wasser mit Ingwer kochen, desto schärfer wird es. Wählen Sie die Kochzeit je nach Ihrem Geschmack. Die Ingwerscheiben sind auch essbar.

MAND UND PEYA (KHICHADI)

Mand und Peya sind zwei Arten von Khichadi – einer indischen Speise, die das Verdauungsfeuer anfacht, leicht verdaulich und sehr nahrhaft ist. Beide werden auf gleiche Weise zubereitet, allerdings mit unterschiedlichen Wassermengen. Die unten angegebenen Wassermengen sind zutreffend für einen Schnellkochtopf. Beim Kochen in einem normalen Topf sollte mehr Wasser verwendet werden.

Sowohl Mand als auch Peya werden auf der Basis der gleichen Zutaten zubereitet:
1 Teil weißer Reis
1 Teil Mungbohnen (ganz oder geschält)
1 Teil Gemüse
Folgende Mengen an Wasser werden zugegeben:
Mand: 12 Teile Wasser
Peya: 8 Teile Wasser

Zutaten

100 g grüne Mungbohnen (Dal)
200 g Basmatireis
2 EL Ghee
1 Zwiebel
1 Zimtstange
2–3 Gewürznelken
2 Kardamomkapseln
1 TL Kreuzkümmel-(Cumin-)Samen
1 TL Kurkumapulver
1 Prise Asafötida/Hing
1 Stück frische Ingwerwurzel
1 TL Chilipulver

Steinsalz
Frisches Gemüse der Saison, in größere Stücke geschnitten (als Fastenspeise keine Nachtschattengewächse wie Tomaten, Kartoffeln, Paprika, Auberginen hinzufügen)

Zubereitung

- Mungbohnen waschen, zusammen mit dem Reis in 600 Milliliter Wasser 15 bis 20 Minuten einweichen. Gut abtropfen lassen.
- Ghee (→ Seite 105 f.) erhitzen, geschälte und gehackte Zwiebel, Zimtstange, Nelken, Kardamom und Kreuzkümmel anrösten, bis die Zwiebeln goldbraun sind.
- Dann Kurkuma, Asafötida und Ingwer hinzugeben und 2 bis 3 Minuten köcheln lassen. Wenn nötig, etwas Wasser zufügen.
- Das gewaschene und in grobe Würfel geschnittene Gemüse einrühren, etwa 1 Minute köcheln lassen. Die Reis-Dal-Mischung dazugeben, gut verrühren, mit 600 ml Wasser auffüllen. Topf gut verschließen. Aufkochen lassen, die Hitze reduzieren und etwa 30 Minuten, ohne zu rühren, köcheln lassen.
- Vor dem Servieren mit Chilipulver und Salz abschmecken, gut durchrühren und noch 3 bis 4 Minuten durchziehen lassen.

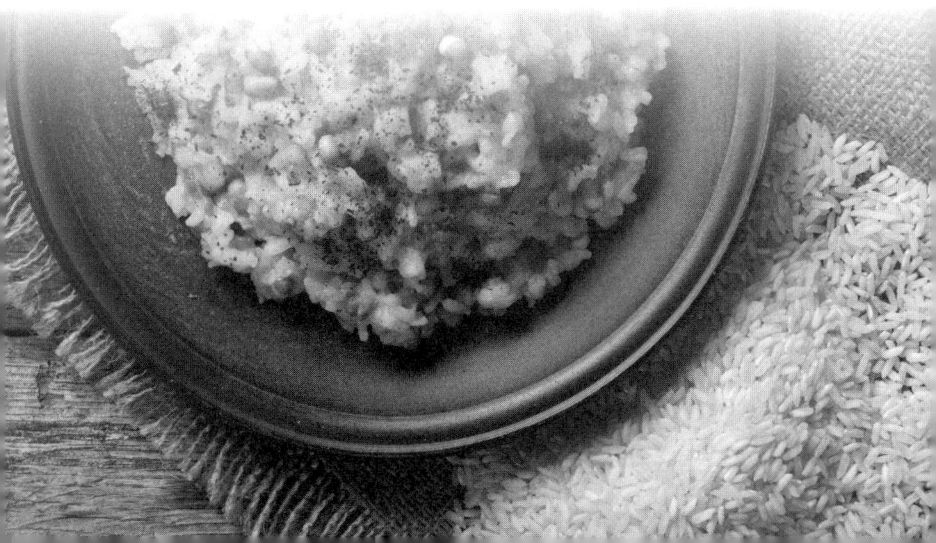

MUNGBOHNENSUPPE

Mungbohnen helfen dem Körper, Toxine – auch Schwermetalle – zu lösen. Sie stimulieren das Verdauungsfeuer und blähen nicht auf. Mungbohnen werden auch von Personen mit einem hohen Vata-Anteil vertragen und verringern Pitta und Kapha. Sie sind zusammenziehend, süß, trocken, kühl, leicht und nicht schleimig. Außerdem enthalten sie hochwertiges pflanzliches Eiweiß. Zusammen mit Reis erreichen Mungbohnen eine biologische Wertigkeit von 100 Prozent, darüber hinaus besitzen sie einen hohen Anteil an Eisen, B-Vitaminen, Pantothen- und Folsäure.

Zutaten

1–2 EL Ghee oder Sesamöl
1 TL schwarzer Pfeffer
1 TL Kurkuma
½ TL Kreuzkümmel
½ TL Koriander (Samen oder Pulver)
2 Prisen Asafötida (Teufelsdreck)
2 Lorbeerblätter
100 g grüne Mungbohnen
Etwas frischer Ingwer
1 Zwiebel
2–3 Knoblauchzehen
Salz

Zubereitung

- Waschen Sie die Mungbohnen gründlich, und weichen Sie sie über Nacht ein (oder für mindestens vier Stunden vor dem Kochen).
- Erhitzen Sie Ghee oder Sesamöl in einem Topf, und geben Sie alle Gewürze dazu. Mengen Sie zu diesem Zeitpunkt noch

kein Salz bei, da dies die Bohnen hart macht und damit die Kochzeit verlängert.

- Geben Sie dann die Bohnen zusammen mit etwas frischem Ingwer und heißem Wasser in den Topf. Das Mengenverhältnis von Mungbohnen und Wasser ist 1:4.
- Lassen Sie alles für 30 bis 40 Minuten köcheln, und fügen Sie, wenn nötig, mehr Wasser dazu. Köcheln Sie die Bohnen so lange, bis sie weich und aufgebrochen sind und die Suppe eine dunkle Farbe hat. Wenn Sie einen Schnellkochtopf benutzen, können Sie die Garzeit verkürzen (auf ca. 10 Minuten nach dem Erreichen des korrekten Drucks).
- Während die Bohnen kochen, erhitzen Sie etwas Ghee in einer Pfanne, schälen und hacken Zwiebel und Knoblauch und geben sie in das Ghee. Auf kleiner Flamme goldbraun sautieren.
- Wenn die Bohnen weich sind, Salz, Zwiebeln und Knoblauch dazugeben und alles weitere fünf Minuten köcheln lassen.

TIPP: Alle Zutaten erhalten Sie in indischen bzw. in Bioläden. Sie können auf Zwiebeln und Knoblauch auch verzichten, allerdings geben sie der Suppe einen kräftigeren Geschmack. Servieren Sie die Suppe mit frischen Korianderblättern und etwas Ghee.

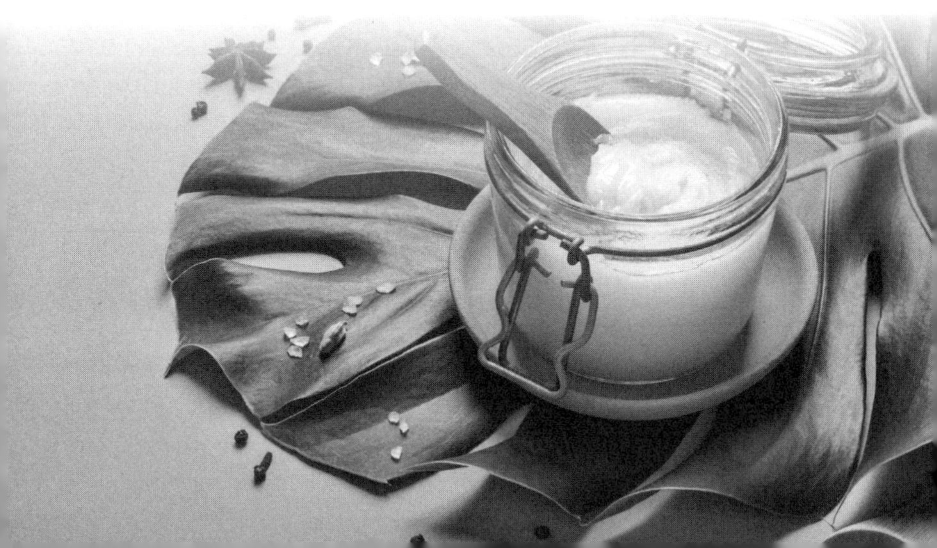

Das Zehn-Tage-Programm

Die Entschlackung optimiert Ihre Verdauungskraft. Dadurch hat Ihr Organismus die Möglichkeit, Nahrungsmittel optimal zu verwerten. Abfallstoffe werden ausgeschieden. Nehmen Sie wahr, wie Sie sich am Anfang und am Ende der Reinigung fühlen, und halten Sie Ihre Eindrücke möglichst schriftlich fest.

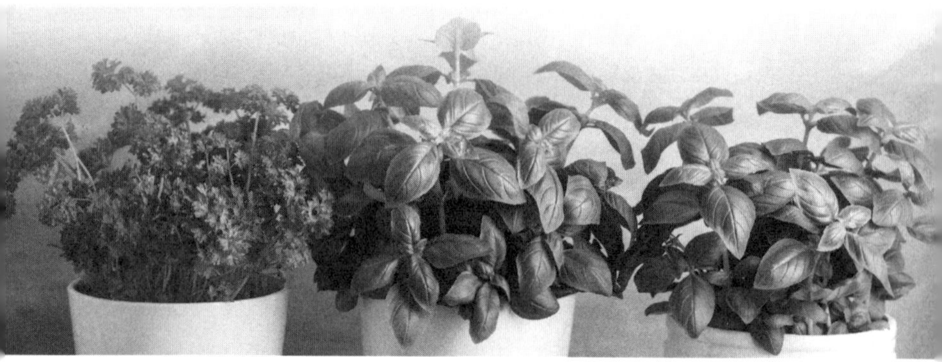

PHASE EINS – REINIGUNG DES KÖRPERS (TAG 1 BIS 4)

Nehmen Sie morgens an allen zehn Tagen des Entschlackungsprogramms zwei bis vier Teelöffel Flohsamenschalen mit warmem Wasser ein. Zum Frühstück gibt es den ayurvedischen Frühstücksbrei (→ Seite 103). Essen Sie in den ersten vier Tagen sonst ausschließlich die Suppe aus Mungbohnen (→ Seite 110). Vermeiden Sie ein Überessen, aber wenn Sie die Suppe schnell verdauen, können Sie – wenn nötig – viermal am Tag essen. Stellen Sie nur sicher, dass Ihr Magen wirklich leer ist, bevor Sie wieder essen. Wenn Sie sich schwach oder besonders hungrig fühlen, können Sie etwas braunen oder weißen Bioreis zur Suppe geben. Allerdings sollte der Reis weich gekocht sein und möglichst nur mittags gegessen werden. Als Alternative gehen auch gepuffte Reis- oder Maistaler.

TIPP: Wenn Sie unbedingt eine Abwechslung zur Mungbohnensuppe brauchen, können Sie auch einmal am Tag eine Gemüsesuppe (Spinat-, Zucchini- oder Kürbissuppe) zu sich nehmen. Oder besser, Sie geben diese Gemüse einfach zur Mungbohnensuppe hinzu. Die Suppe sollte unbedingt mit Ghee (→ Seite 105 f.) und Ingwer gekocht werden.

Gern können Sie noch frische Kräuter wie Koriander, Basilikum, Petersilie und Rucola dazufügen. Wenn Ihr normales Essen viel Zucker, Kaffee, Alkohol, Weizen, Fast Food, Konservierungsstoffe oder Geschmacksverstärker enthält, werden Sie in den ersten Tagen möglicherweise Verlangen nach diesen Dingen verspüren. Solche Gelüste können auch mit starken Gefühlen von Abneigung gegen Mungbohnen verbunden sein. Das sind normale Entzugserscheinungen, sie lassen mit der Zeit nach, je mehr Toxine und Schlacken Sie ausscheiden. Wenn Sie sehr starken Heißhunger auf Süßes haben, gönnen Sie sich etwas Biohonig auf einer Reiswaffel. Wenn Sie während der Reinigungstage arbeiten müssen, nehmen Sie sich Ihre Suppe in einer Thermoskanne mit zur Arbeit.
Sollten Sie Reis dazu essen wollen, kochen Sie diesen am Morgen und nehmen ihn in einem separaten Behälter mit. Sie können den Reis dann zum Mittag aufwärmen, indem Sie die heiße Suppe darübergießen, oder anstatt gekochtem Reis einfach Reis- und Maistaler verwenden.
Versuchen Sie, Ihr Programm so zu planen, dass der Tag des totalen Fastens auf ein Wochenende fällt oder auf Tage, an denen Sie nicht arbeiten müssen. So haben Sie genügend Zeit für sich und können Ihrem Körper und Geist die Aufmerksamkeit schenken, die sie benötigen. Seien Sie an diesem Tag möglichst allein, und vermeiden Sie Lesen, Fernsehen oder Hausarbeit. Ruhen Sie sich aus, genießen Sie entspannende Musik, und beobachten Sie einfach alle Gedanken und Gefühle, die hochkommen.

PHASE ZWEI – FASTENTAG (TAG 5)

Nach der ersten Phase der Vorbereitung mit Suppe folgen nun ein bis eineinhalb Tage totalen Fastens mit einem Fastentrunk (→ Seite 105) bzw. einer Gemüsebrühe oder -suppe, heißem Ingwerwasser (→ Seite 107) und Kräutertees. Fasten korrigiert das Verdauungsfeuer.

Während der Fastenzeit ist es wichtig, dass Sie sich sehr viel ausruhen, früh zu Bett gehen und möglichst allein oder in angenehmer und ruhiger Umgebung sind. Zu viel reden, arbeiten, fernsehen oder mit anderen zusammen sein würde Sie nur erschöpfen.

Es kann auch durchaus sein, dass Sie sich kraftlos fühlen und Schwindelgefühle haben. Vergessen Sie nicht, Ihr Körper arbeitet jetzt deutlich mehr als sonst. Sie müssen daher sehr umsichtig und behutsam mit sich umgehen, damit Sie den Ablauf des Reinigungsprozesses nicht durch äußere Stressfaktoren behindern.

Reinigung der Seele

Bleiben Sie in Ihrer eigenen Gedanken- und Gefühlswelt, und erlauben Sie sich, alles zu verarbeiten, was hochkommt. Es hilft meistens, wenn Sie Ihre Gedanken niederschreiben – besonders die, die immer wiederkehren.

Machen Sie Spaziergänge an der frischen Luft, aber vermeiden Sie starken Wind ebenso wie starke Sonneneinstrahlung. Wenn sich der Hunger einstellt, trinken Sie heißes Ingwerwasser (→ Seite 107), Kräutertee oder den Fastentrunk (→ Seite 105), um den Körper weiter zur Ausscheidung von Toxinen, Schleimansammlungen und altem, unverdautem Essen anzuregen.

PHASE DREI – AUFBAUZEIT (TAG 6 BIS 10)

Um eine richtige Verdauungsfunktion wieder aufzubauen und vor allem auch zu erhalten, ist es extrem wichtig, graduell zu normalem Essen zurückzukehren. Vier Tage sind das absolute Minimum. Essen Sie morgens den ayurvedischen Frühstücksbrei (→ Seite 103). Mittags und abends gibt es Reis mit Gemüse (gerne Mungbohnen), wobei der Reisanteil bei zehn Prozent liegen sollte.

Das ist sehr wichtig! Wenn Agni, das Verdauungsfeuer, in dieser Phase nicht korrekt unterstützt wird, bilden sich sofort neue Schlacken und Toxine.

MEIN PERSÖNLICHER RAT: Essen Sie nach der gewünschten Dauer des Programms für wenigstens zehn weitere Tage eine fleisch- und weizenfreie Kost.

Nur Essen bei Hunger

Es ist wichtig, während des Programms nur zu essen, wenn Sie wirklich hungrig sind. Füllen Sie Ihren Magen nie vollständig, und essen Sie nur dann, wenn die letzte Mahlzeit verdaut ist, d. h. drei bis vier Stunden nach dem Verzehr – oder wenn Sie beim Trinken von heißem Wasser ohne Geschmack aufstoßen. Nehmen Sie Ihre Mahlzeiten in Ruhe und in stiller Umgebung ein, konzentrieren Sie sich auf das Essen, und kauen Sie gründlich. Wenn Sie am siebten Tag Mungbohnensuppe essen möchten, pürieren Sie sie.

WICHTIG ZU BEACHTEN

Essen Sie während der Entschlackungs- bzw. Entgiftungskur nur die empfohlenen Nahrungsmittel. Sollten in dieser Zeit andere als die hier aufgeführten Dinge gegessen werden, können diese nicht richtig verdaut werden. Alte Ablagerungen verbleiben im Körper, und neue Toxine entstehen – was viele Ihrer vorherigen Reinigungsrituale zunichtemacht.

Das Fünf-Tage-Programm

Wenn Sie aktuell nicht so viel Zeit haben, aber dennoch von den Körper, Geist und Seele überaus wohltuenden und energiespendenden Effekten einer ayurvedischen Entschlackung profitieren wollen, können Sie diese kürzere Version der Reinigung ausprobieren. Sie lässt sich besonders gut in den Alltag integrieren. Wählen Sie zum Beispiel ein verlängertes Wochenende für Ihre Ich-Zeit. Ich habe die »Entschlackung To Go« speziell auf die Bedürfnisse der heutigen Zeit zugeschnitten, in der nun mal die meisten Menschen viele Verpflichtungen haben und wenig Muße für sich selbst. Meiner Erfahrung nach machen die immensen positiven Auswirkungen vielen Menschen Lust auf die längere Varianten.

Sie sollten grundsätzlich auch bei der fünftägigen Entschlackung eine Zeit wählen, in der Sie viele Ruhephasen einbauen und sich auf sich selbst besinnen können. Die Rezepte sind identisch mit jenen des zehntägigen Programms. Auch den Empfehlungen, die Sie bei der längeren Entschlackung finden, sollten Sie bei der kurzen Variante folgen.

PHASE EINS – REINIGUNG DES KÖRPERS (TAG 1 UND 2)

Nehmen Sie vor dem Frühstück zwei bis vier Teelöffel Flohsamenschalen mit warmem Wasser ein. Das gilt für alle fünf Entschlackungstage.

Zum Frühstück gibt es an den ersten beiden Tagen ayurvedischen Frühstücksbrei (→ Seite 103). Essen Sie mittags und abends die Mungbohnensuppe (→ Seite 110 f.). Vermeiden Sie ein Überessen. Wenn Sie die Suppe schnell verdauen, können Sie diese bei Bedarf viermal am Tag essen. Stellen Sie nur sicher, dass Ihr Magen wirklich leer ist, bevor Sie wieder essen.

Sollten Sie sich jedoch sehr schwach oder besonders hungrig fühlen, dann geben Sie von Beginn an frisches Gemüse oder Reis in die Suppe. Als Alternative zur Mungbohnensuppe können Sie gern eine Gemüsesuppe essen. Sie sollten diese aber in jedem Fall mit Ghee (→ Seite 105 f.) und Ingwer zubereiten.

PHASE ZWEI – FASTENTAG (TAG 3)

Wenn Sie genug Zeit haben, bauen Sie auch einen halben oder ganzen Fastentag in Ihr Programm ein. Nehmen Sie nur Gemüsebrühe, heißes Wasser und Kräutertees zu sich.

Gönnen Sie auch Ihrem Geist eine Verschnaufpause, indem sie ihn mit möglichst wenig äußeren Reizen konfrontieren. Behandeln Sie sich achtsam, um den Ablauf des Reinigungsprozesses zu unterstützen. Bleiben Sie in Ihrer eigenen Gedanken- und Gefühlswelt, erlauben Sie sich, alles zu verarbeiten, was hochkommt. Es hilft meistens, wenn Sie Ihre Gedanken niederschreiben – besonders die, die immer wiederkehren.

Machen Sie Spaziergänge an der frischen Luft, aber vermeiden Sie starken Wind ebenso wie starke Sonneneinstrahlung.

PHASE DREI – AUFBAUZEIT (TAG 4 UND 5)

Fasten korrigiert das Verdauungsfeuer. Aber um eine gesunde Verdauungsfunktion aufzubauen und zu erhalten, ist es überaus wichtig, nach und nach wieder ausgewogen zu essen. Essen Sie an den zwei Aufbautagen den ayurvedischen Frühstücksbrei (→ Seite 103). Vergessen Sie nicht, die Flohsamenschalen vorher einzunehmen!

Essen Sie mittags und abends Gemüse mit Reis, gern auch Mungbohnen. Der Reisanteil sollte jeweils bei etwa zehn Prozent liegen. Noch mal: Wenn das Verdauungsfeuer (Agni) in dieser Phase nicht korrekt unterstützt wird, können sich neue Schlacken und Toxine bilden.

MEIN RAT: Wenn die gewünschte Dauer des Programms vorbei ist, rate ich Ihnen, die weiterführenden Ernährungsrichtlinien zu befolgen und für die folgenden zehn Tage eine fleisch- und weizenfreie Kost zu sich zu nehmen.

TIPPS FÜR DIE ENTSCHLACKUNGSTAGE

- Wählen Sie möglichst einen Zeitraum, in dem Sie wenig Stress und viel Ruhe haben.
- Aus ayurvedischer Sicht sind Frühjahr und Herbst ideal für eine Entgiftung.
- Seien Sie gut zu sich in dieser Zeit, und verwöhnen Sie sich mit Ölmassagen (→ Seite 83) oder Fußbädern.
- Viele Menschen neigen während der Entschlackung zum Frieren. Ziehen Sie sich daher warm an, und achten Sie insbesondere darauf, dass Ihre Füße nicht kalt sind.
- Gehen Sie möglichst zweimal am Tag an die frische Luft, nehmen Sie die Natur bewusst wahr. Gehen Sie spazieren in einem Tempo, das Sie nicht anstrengt, und atmen Sie tief ein und aus.
- Gehen Sie während Ihrer Kur möglichst zeitig zu Bett, und unterstützen Sie den Heilungs- und Entgiftungsprozess mit ausreichend Schlaf.
- Lassen Sie auch Geist und Seele zur Ruhe kommen und überflüssigen Ballast abwerfen. Überlegen Sie vorab, welche negativen Gedanken Sie loswerden wollen.
- Meiden Sie an den Entschlackungstagen größere Menschenmengen, schauen Sie möglichst nicht fern, und reduzieren Sie Außenreize. Nehmen Sie sich morgens und/oder abends fünf Minuten Zeit, in sich hineinzuspüren.
- Halten Sie Ihre Gedanken und Gefühle in einem Entschlackungstagebuch fest.

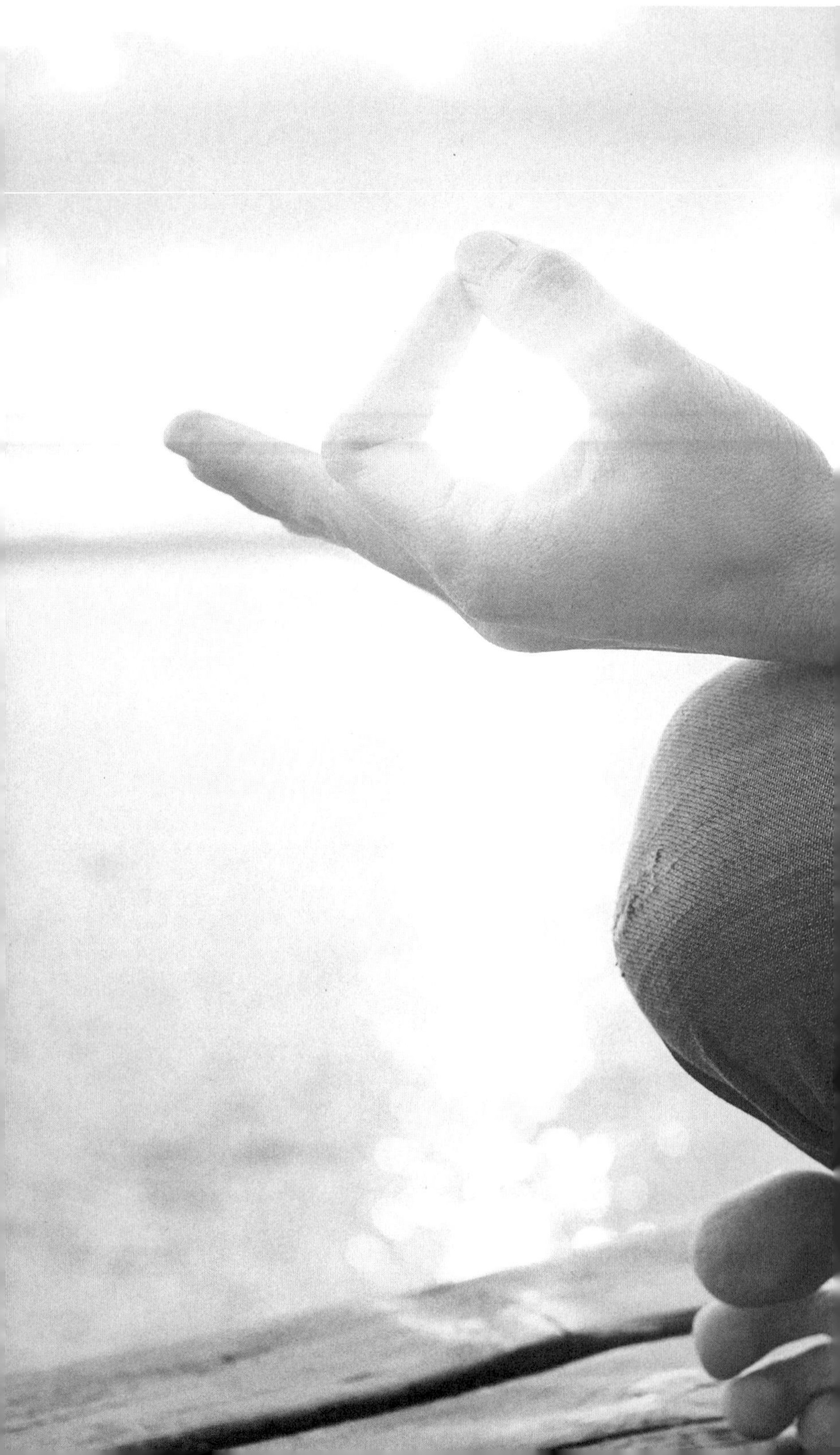

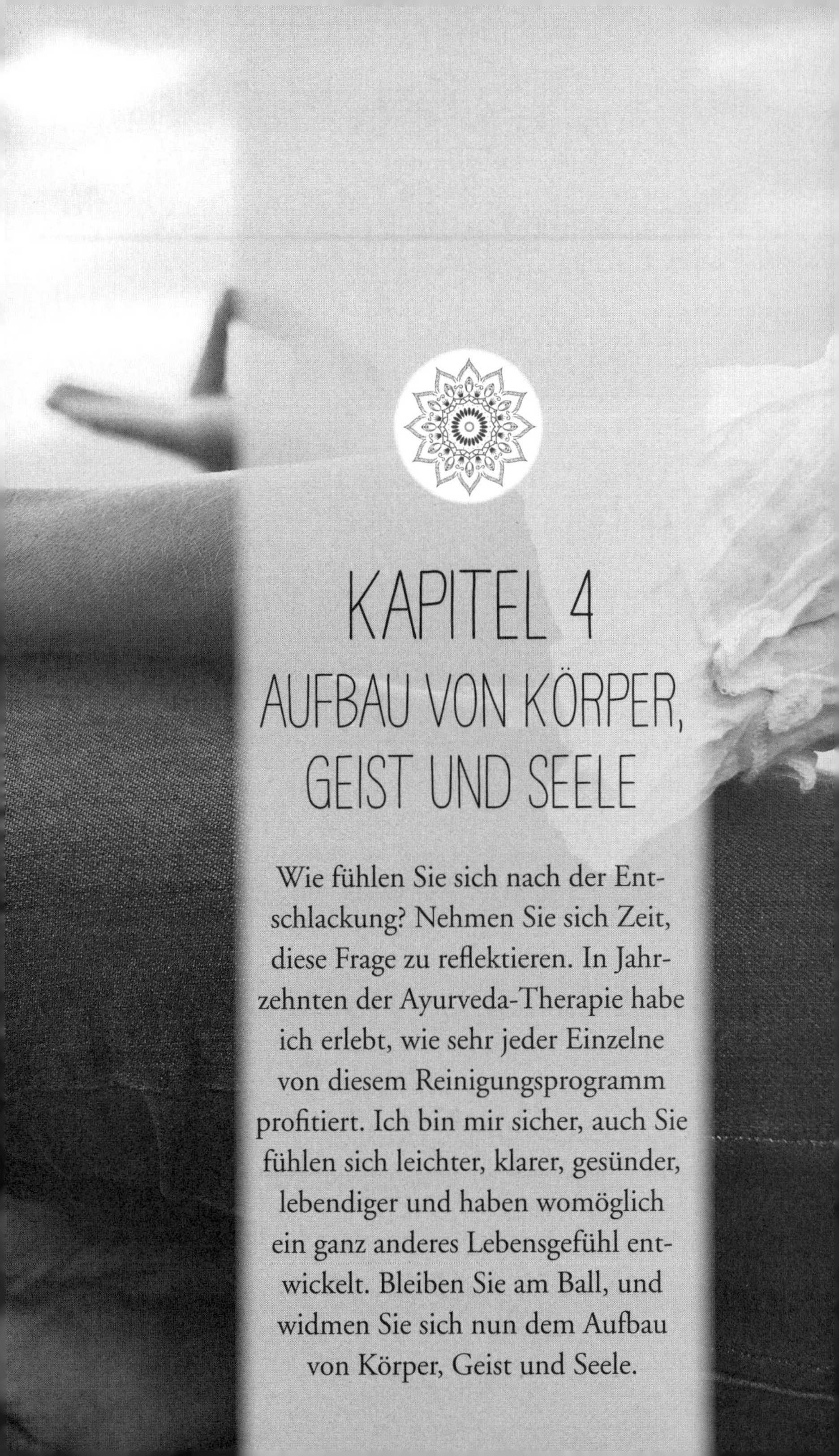

KAPITEL 4

AUFBAU VON KÖRPER, GEIST UND SEELE

Wie fühlen Sie sich nach der Entschlackung? Nehmen Sie sich Zeit, diese Frage zu reflektieren. In Jahrzehnten der Ayurveda-Therapie habe ich erlebt, wie sehr jeder Einzelne von diesem Reinigungsprogramm profitiert. Ich bin mir sicher, auch Sie fühlen sich leichter, klarer, gesünder, lebendiger und haben womöglich ein ganz anderes Lebensgefühl entwickelt. Bleiben Sie am Ball, und widmen Sie sich nun dem Aufbau von Körper, Geist und Seele.

ERNÄHRUNGS- UND BEWEGUNGSTIPPS FÜR IHR DOSHA

Nach den Entschlackungstagen ist ein guter Zeitpunkt, Ihre Ernährungsgewohnheiten neu zu überdenken. In der Regel fühlen Sie sich nach der Entgiftung voller Energie. Nutzen Sie diese Phase, um Ihre Lebenskraft dauerhaft zu erhalten und weiter auszubauen. Ist es nicht wunderbar, sich so lebendig zu fühlen? Dies sollte nicht der Ausnahmezustand, sondern die Regel sein. Auf den folgenden Seiten finden Sie eine Auswahl an Lebensmitteln, die Ihr Dosha unterstützen und stärken.

Nahrungsempfehlungen für das Vata-Dosha

Vata-Typen sollten regelmäßig und langsam essen. Lebensmittel in den Geschmacksrichtungen süß, sauer, fett, saftig und salzig, wärmend, nährend, befeuchtend und feucht sind besonders zu empfehlen.

Generell sollten Speisen und Getränke, die scharf, bitter, herb, kalt, leicht, trocken und fettarm sind, gemieden werden. Achten Sie besonders auf eine ausreichende Menge der Mahlzeiten.

Gemüse

Süßkartoffeln, Bohnenkeimlinge, Spinat, Blumenkohl, Brokkoli, Rosenkohl, Kartoffeln, Auberginen, Artischocken, Fenchel, Rettich, Gurken, Zucchini, Karotten, Rote Bete, Spargel, Okra, Tomaten, Kürbis

Obst

Granatäpfel, Kiwis, Birnen, süße Äpfel, Rosinen, Datteln, süße Orangen, Zitronen, Trauben, Feigen (sowohl frisch als auch getrocknet), Aprikosen, Pfirsiche, Kirschen, Avocados, Beeren, Pflaumen, Ananas, Papayas, Melonen, Mangos, Bananen, getrocknete süße Früchte

Gewürze

Koriander, Fenchelsamen, Tamarinde, Anis, Asafötida (Hing), Steinsalz, Gelbwurz (Kurkuma), schwarzer Pfeffer (in kleinen Mengen), Salbei, Safran, Paprika, Piment, Liebstöckel, Kresse, Petersilie, Muskat, Majoran, Oregano, Kümmel, Thymian, Rosmarin, Basilikum, Estragon, Senfkörner, Kreuzkümmel, Zimt, Kardamom, Nelken, Ingwer

Getreide

Dinkel, Haferflocken, Weizen, Reis (Basmatireis)

Hülsenfrüchte

Mungbohnen, rote Linsen, Tofu, Sojaprodukte

Milchprodukte

Joghurt, Lassi, Sahne, Frischkäse, Butter, Ghee, Buttermilch

Meeresfrüchte/Fleisch/Eier

Verschiedene Meeresfrüchte, Lamm, Hühnchen, Truthahn, Eier

Öle/Fette

Alle hochwertigen Öle, Ghee

Süßungsmittel

Ursüße, Palmzucker, Sirup, Melasse, Zuckerrohrprodukte, brauner Zucker

Bewegung und Entspannung für das Vata-Dosha

Als Vata-Typ sollten Sie bevorzugt Aktivitäten wählen, die erden und Ihnen Stabilität vermitteln. Bei Ihrer stark von schneller Bewegung geprägten Konstitution sind langsam ausgeführte Tätigkeiten ein wunderbarer Ausgleich.
Spazierengehen, Gartenarbeit, Golf, Nordic Walking – Bewegung an der frischen Luft tun Ihnen gut. Auch Schwimmen in warmen Gewässern, Tanzen und Yoga entsprechen Ihrer körperlichen

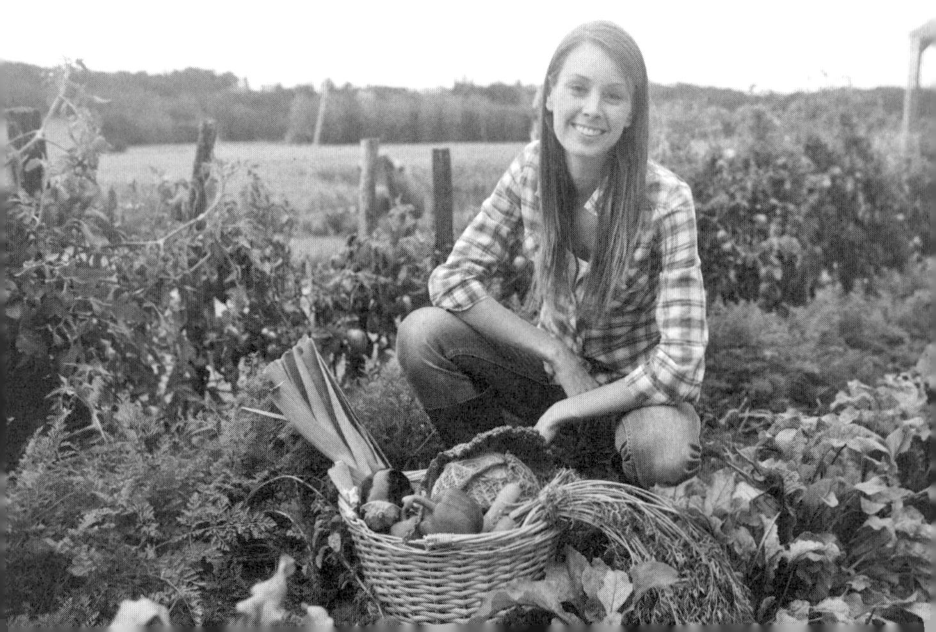

Konstitution und sind sehr zu empfehlen. Wichtig ist, dass Sie zur Ruhe kommen, Ihnen warm ist und Sie sich nicht überfordern. Ein Fitnesscenter mit lauter Musik und vielen Leuten ist für Sie weniger förderlich. Besser eignen sich Oasen der Ruhe wie die Natur. Versuchen Sie, sich ohne Leistungsgedanken zu bewegen und die Bewegung zu genießen. Wenn Sie eine Aktivität gefunden haben, bei der Sie sich wohlfühlen – bleiben Sie dabei! Sie müssen nicht alles ausprobieren!

DIE BERGSTELLUNG ZUM ERDEN – TADASANA

Sie können diese Asana immer dann durchführen, wenn Sie das Gefühl haben, den Boden unter den Füßen zu verlieren.

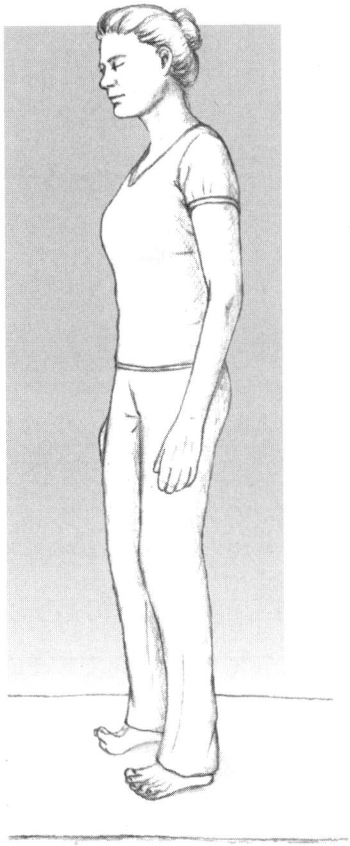

- Stellen Sie sich aufrecht hin, die Füße etwa einen Fußbreit auseinander. Die Beine sind fest, aber nicht angespannt. Die Arme hängen entspannt neben dem Körper, die Schultern sind locker.

- Die Wirbelsäule ist gerade, das Becken leicht nach vorn gekippt, das Kinn ist leicht zum Brustkorb geneigt. Der Kopf ist in Verlängerung der Wirbelsäule. Die Augen schließen.

- Heben Sie dann die Zehen an, spreizen Sie sie, und bringen Sie sie wieder auf den Boden.

Stellen Sie sich vor, dass jeder einzelne Zeh tiefe Wurzeln in die Erde gräbt. So werden Sie immer tiefer mit der Erde verbunden.

Stellen Sie sich nun an Ihrem Scheitel vor, dass Sie ein heller Strahl mit dem Kosmos verbindet. Spüren Sie, wie Energie über die Erde in Ihre Füße und von dort in den ganzen Körper strömt. Und wie auch durch Ihren Scheitel vom Kosmos Energie strömt.

TIPP: Beruhigende Farben wie Pastelltöne harmonisieren den Vata-Typen. Warme Ölmassagen (→ Seite 83) sind sehr wohltuend für ihn.

Der Sonnengruß, den Sie auf Seite 133 ff. finden, eignet sich für alle Dosha-Typen, er wurde nur beim Kapha-Dosha beschrieben, weil er besonders aktivierend ist.

Nahrungsempfehlungen für das Pitta-Dosha

Pitta-Typen sollten rechtzeitig essen und nicht erst, wenn der Hunger nagt. Lebensmittel in den Geschmacksrichtungen süß, bitter und herb sind zu empfehlen, ebenso solche Lebensmittel, die kühlend sind, wie zum Beispiel Kokosmilch, Fenchel und die unten genannten Obst- und Gemüsesorten. Generell sollten Speisen und Getränke gemieden werden, die scharf, heiß, sauer und salzig sind.

Gemüse

Süße und bittere Gemüsesorten wie Sellerie, Gurken, Zucchini, Kürbis, Kohl, Spargel, Blumenkohl, Brokkoli, Kartoffeln, Keimlinge, grüne Blattgemüse, Mangold, Wirsing, Kopfsalat, Spinat, Artischocken, zarte Auberginen, Fenchel, Okra, Chicorée, Papaya, Süßkartoffeln

Obst

Generell süße Früchte wie beispielsweise Feigen, Kiwis, Aprikosen, Datteln, Granatäpfel, Äpfel, Orangen, Ananas, Rosinen, Trauben, Birnen, Feigen, Avocados, Melonen, Mangos, Bananen

Gewürze

Lavendel, Zinnkraut, Schafgarbe, Sennesblätter, Brennnessel, Haferstroh, Johanniskraut, Hibiskus, Malve, Holunder, Kamille, Minze, grüner Pfeffer, in kleinen Mengen schwarzer Pfeffer, frische Gartenkräuter, Gelbwurz, Safran, Fenchel, Kardamom, Koriander

Getreide

Gerste, Haferflocken, Weizen, weißer Reis (Basmati-Reis), Dinkel, Amaranth

Hülsenfrüchte

Gelbe Mungbohnen, Sojaprodukte, frische Erbsen, grüne Bohnen, alle Hülsenfrüchte außer Linsen

Milchprodukte

Sahne, süße Buttermilch, Lassi, Milch, Butter, Ghee, Frischkäse in kleinen Mengen

Fleisch/Eier

Wild, Hase, Fasan, Truthahn, Huhn, Eier

Öle/Fette

Sojaöl, Kokosöl, Ghee, Sonnenblumenöl, Olivenöl

Süßmittel

Palmzucker, Ursüße, Kandiszucker, Honig

Bewegung und Entspannung für das Pitta-Dosha

Als Pitta-Typ lieben Sie es, sich zu messen, und Sie haben ein großes Energiereservoir zur Verfügung. Sie haben zudem meist einen athletischen Körperbau. Sie können sich also beim Sport ruhig auspowern.

Sie können lange joggen oder Kanu fahren. Ideal ist auch der Wettbewerb, etwa beim Boxen oder beim Fußball. Im Team lernen Pitta-Typen, ihr oft großes Ego etwas zu zügeln. Der Pitta-Typ sollte darauf achten, dass es bei körperlicher Anstrengung nicht zu heiß ist. Daher sollte er auch Saunagänge in Grenzen halten.

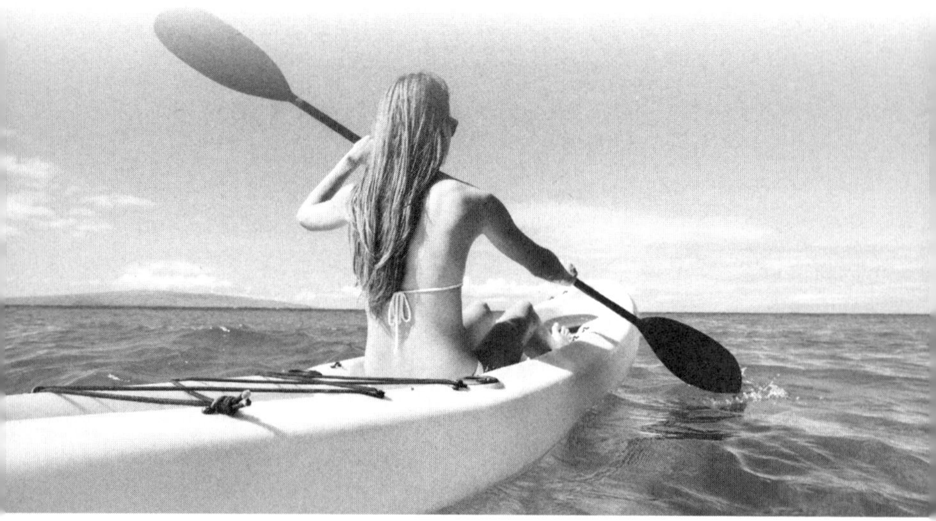

KÜHLENDE ATMUNG

Mit der Sitali-Atemtechnik können Pitta-Typen ihren Organismus kühlen, sie sorgt für Entspannung und Gleichmut. Führen Sie diese Atmung aus, wenn der Stresslevel steigt und Sie im wahrsten Sinne des Wortes heiß laufen.

- Setzen Sie sich im Schneidersitz auf ein Kissen oder eine Decke, und schließen Sie die Augen.

- Strecken Sie die Zunge durch die geschlossenen Lippen nach vorn, und rollen Sie die seitlichen Zungenränder nach oben. Wenn es Ihnen nicht möglich ist, die Zunge zu rollen, drücken Sie die Unterseite der Zungenspitze gegen die Schneidezähne.

- Atmen Sie zischend über die Zunge durch den Mund ein.

- Stellen Sie sich vor, dass Sie kühlende, entspannende Energie einatmen und diese sich im ganzen Körper verteilt.

- Atmen Sie durch die Nase aus, und führen Sie die Atemtechnik für weitere 15 Atemzüge aus.

- Anschließend den Atem ein paar Atemzüge lang von selbst fließen lassen und nachspüren.

TIPP: Kühle Farben wie Blau und Weiß entspannen Pitta. Zudem sollten Sie darauf achten, dass Ihr wacher Intellekt nicht überfordert wird. Versuchen Sie, Leichtigkeit und Kreativität zu fördern, etwa indem Sie musizieren, malen oder handwerklich tätig sind.

Nahrungsempfehlungen für das Kapha-Dosha

Kapha-Typen sollten eventuell auf das Frühstück verzichten und stattdessen besser einen halben Liter warmen Ingwertee (aus getrockneter Wurzel) trinken. Lebensmittel in den Geschmacksrichtungen scharf, bitter und herb sind zu empfehlen, die leicht und trocken sind. Generell sollten Speisen und Getränke gemieden werden, die fett, süß, sauer, salzig und schwer verdaulich sind.

Gemüse

Auberginen, Blumenkohl, Brokkoli, Rote Bete, Erbsen, Mangold, Karotten, weiße Kartoffeln, Okra, Paprika, Pilze, Radieschen, Rettich, Rosenkohl, Rot- und Weißkohl, Salat, Spargel, Spinat, Sprossen, Stangensellerie, Zwiebeln

Obst

Äpfel, Birnen, Granatäpfel, getrocknete Feigen, Kirschen, Mangos, Persimonen, Pfirsiche, getrocknete Pflaumen, Preiselbeeren, Rosinen, frische und getrocknete Aprikosen

Gewürze

Generell scharfe Gewürze wie schwarzer Pfeffer, Ingwer, Koriander, Gelbwurz (Kurkuma), Nelken, Kardamom, Zimt, Kreuzkümmel, Kümmel und Muskat sowie Majoran, Zitrone, Lavendel und Basilikum.

Getreide

Basmatireis (in Maßen), Buchweizen, Gerste, trockener Hafer, Hirse, Mais, Roggen

Hülsenfrüchte

Alle Arten von Hülsenfrüchten, z. B. weiße Bohnen, Mungbohnen und schwarze Linsen, Sojabohnen in Maßen

Milchprodukte

Magermilch, Vollmilch, Ziegenmilch, Ghee

Fleisch/Meeresfrüchte/Eier

Hühnchen, Truthahn, Wild in kleinen Mengen, Garnelen, Eier

Öle/Fette

Maisöl, Sonnenblumenöl, Senföl, Sesamöl, Olivenöl und in kleinen Mengen Mandelöl

Süßmittel

Honig

Bewegung und Entspannung für das Kapha-Dosha

Wenn Sie ein Kapha-Typ sind, tun Sie sich wahrscheinlich oft schwer, sich zur Bewegung zu motivieren. Da Ihr Körperbau etwas stärker als bei den anderen Doshas ist und Sie vielleicht etwas aus der Übung sind, sollten Sie zunächst langsam beginnen.

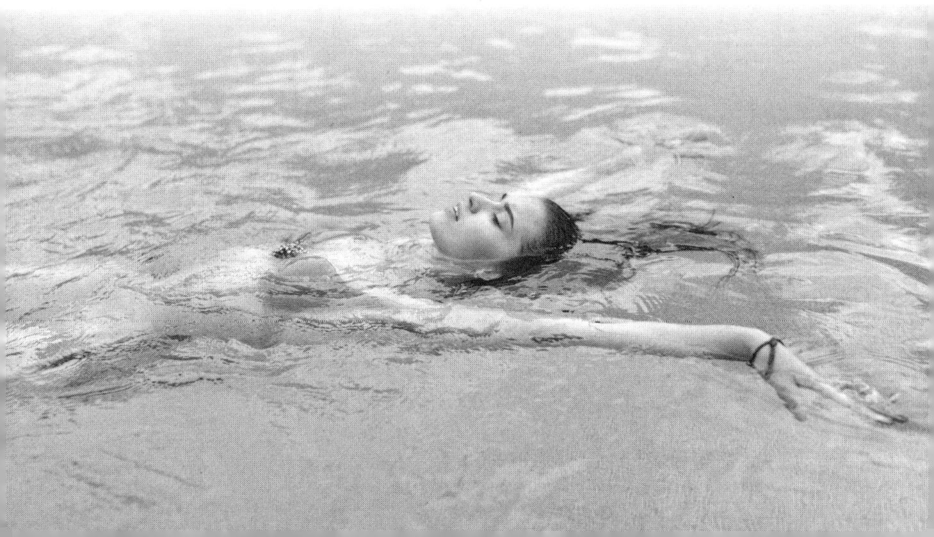

Jede Bewegung tut dem Kapha-Typen gut. Fahren Sie mit dem Rad statt mit dem Auto zur Arbeit, oder gehen Sie einige Strecken zu Fuß. So integrieren Sie ganz allmählich die Bewegung in Ihren Alltag. Nordic Walking ist ideal. Sie können die Strecken und die Geschwindigkeit langsam steigern und – wenn es Ihnen möglich ist – irgendwann zum Laufen übergehen.
Alle Sportarten tun Ihnen gut, die anregend sind und auch die Ausdauer fördern wie Schwimmen, Radfahren, Tischtennis, Fechten oder Rudern. Auch in Kraftsportarten wie Bodybuilding oder Gewichtheben sind manche Kapha-Typen gut aufgehoben, da sie – einmal motiviert – nicht nur viel Ausdauer und Zähigkeit, sondern auch viel Kraft haben. Da die Kapha-Energie kühl und feucht ist, können Sie ruhig bei warmen Temperaturen trainieren. Der Austausch im Fitnessstudio kann für Kapha förderlich und motivierend sein.

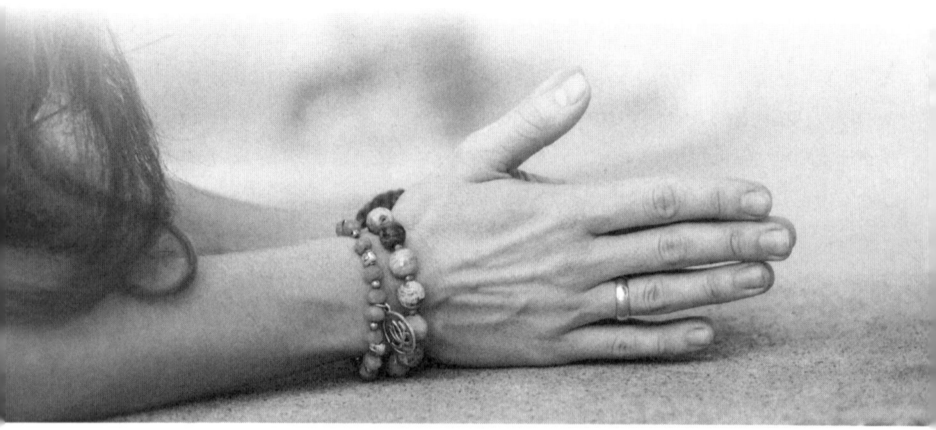

Der Kapha-Typ profitiert von wärmenden, den Stoffwechsel aktivierenden Yoga-Übungen. Versuchen Sie, den Tag mit sechs Sonnengruß-Runden zu beginnen, den ich Ihnen auf den folgenden Seiten vorstelle, und trinken Sie anschließend ein großes Glas Ingwerwasser (→ Seite 107).

GRÜSSEN SIE TÄGLICH DIE SONNE

Wann stehen Sie für gewöhnlich auf? Gemäß der indischen Heilslehre ist die ideale Zeit, um morgens aufzustehen, zwischen vier und sieben Uhr. Dann nämlich dominiert die Vata-Energie, die leicht und luftig ist. Aber auch, wenn Sie später aufstehen, können Sie Kraft und Freude für den Tag mit einer wirklich leicht durchzuführenden Yoga-Übung tanken, dem Sonnengruß. Das Wunderbare am Surya Namaskar ist, dass dabei alle Muskelgruppen des Körpers gelockert und gewärmt werden. Sie kann zudem von jedem durchgeführt werden, da man selbst variieren kann, wie intensiv man die einzelnen Bewegungen ausführt.
Achten Sie dabei stets auf sich, und gehen Sie nur so weit, wie es Ihnen guttut. Der Name der Stellung leitet sich davon ab, dass die indischen Weisen sie täglich am frühen Morgen mit der Sonne zugewandtem Gesicht praktizieren. Die Sonne wird im Ayurveda als Symbol für Gesundheit und ein langes Leben angesehen.
Stellen Sie sich vor, dass Sie die Sonne grüßen und Ihre Wärme und Energie einatmen. Versuchen Sie zudem, wirklich im Moment zu sein und in die einzelnen Körperpartien, die beansprucht werden, hineinzuspüren. So schulen Sie Ihre Achtsamkeit. Wenn Ihre Gedanken abschweifen, kehren Sie immer wieder zum Atem als Ihrem Anker zurück.
Der Sonnengruß ist beim Kapha-Dosha besonders wichtig, weil er aktivierend ist. Führen Sie ihn zunächst sehr langsam, wie in Zeitlupe, aus. Achten Sie darauf, dass Sie die Positionen wirklich korrekt ausführen. Wichtig ist der beschriebene Atemrhythmus bei den einzelnen Positionen. Wenn Sie anfangs zwischenatmen müssen, ist das vollkommen in Ordnung. Beginnen Sie immer rechts. Mit zunehmender Übung gehen die zwölf Stellungen immer mehr fließend ineinander über. Versuchen Sie, nur durch die Nase ein- und auszuatmen.

Führen Sie den Sonnengruß im Wechsel zwischen rechter und linker Seite sechsmal durch.

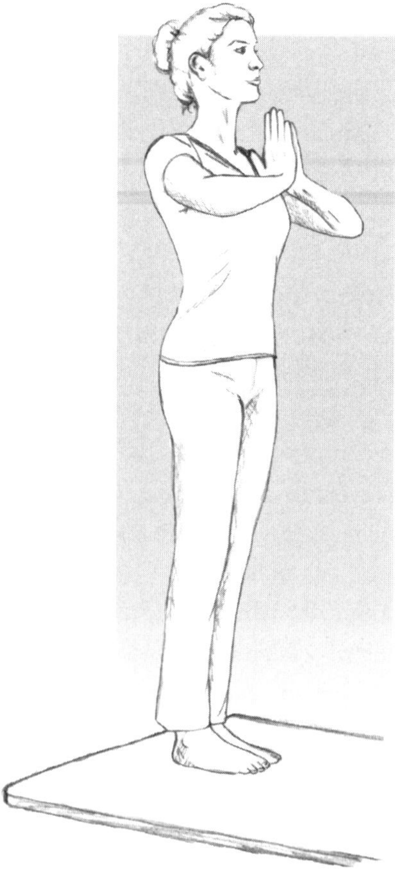

1. Position – Ausgangsstellung

Stellen Sie sich aufrecht hin. Die Füße stehen geschlossen nebeneinander. Drücken Sie jetzt die Handflächen vor der Brust in der Gebetshaltung gegeneinander. Achten Sie darauf, dass Sie dabei nicht die Schultern hochziehen und kein Hohlkreuz bilden. Rücken und Hinterkopf bilden eine gerade Linie. Halten Sie die Stellung ein paar Sekunden lang. Atmen Sie dabei tief ein und aus.

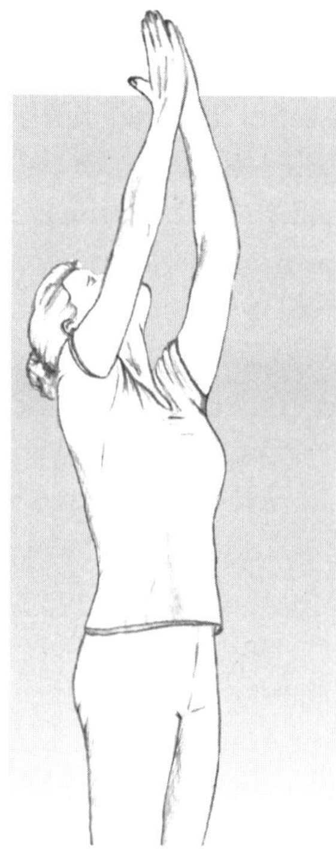

2. Position

Atmen Sie dann durch die Nase ein, und strecken Sie dabei langsam die Arme über den Kopf nach hinten. Schauen Sie nach oben. Atmen Sie gleichmäßig weiter. Achten Sie darauf, dass sich der Brustkorb weit öffnet.

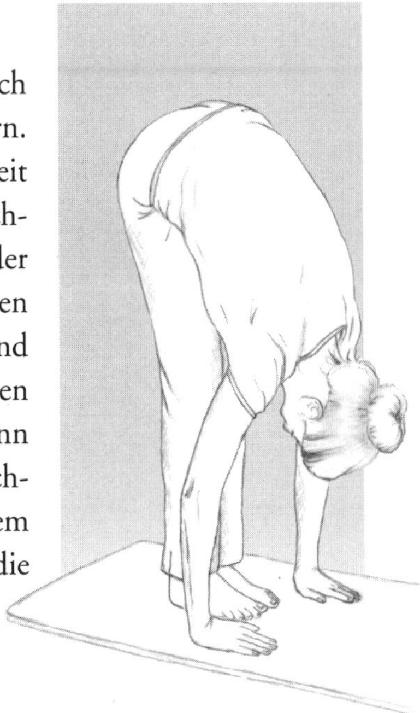

3. Position

Atmen Sie aus, und beugen Sie sich dabei mit geradem Rücken nach vorn. Legen Sie die Hände etwa schulterbreit auseinander fest auf den Boden. Achten Sie darauf, dass alle Finger und der Daumen aneinanderliegen. Schauen Sie zum Bauchnabel. Die Beine sind gestreckt. Sollten Sie so nicht mit den Händen auf den Boden kommen, dann winkeln Sie die Beine leicht an. Wichtiger ist, dass beide Hände fest auf dem Boden liegen. Atmen Sie durch die Nase ein und durch den Mund aus.

4. Position

Atmen Sie ein, gehen Sie langsam in die Hocke, und strecken Sie dabei das linke Bein nach hinten. Die Zehen und das Knie liegen auf dem Boden und dienen als Stütze. Schauen Sie nach oben, und atmen Sie gleichmäßig weiter.

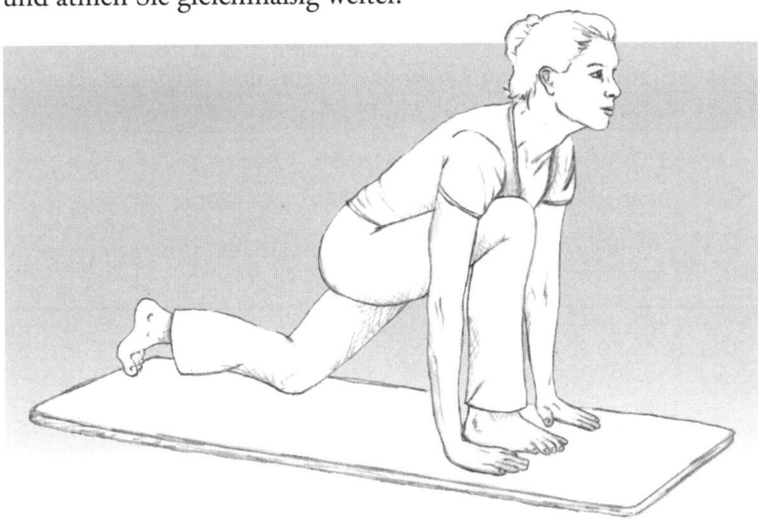

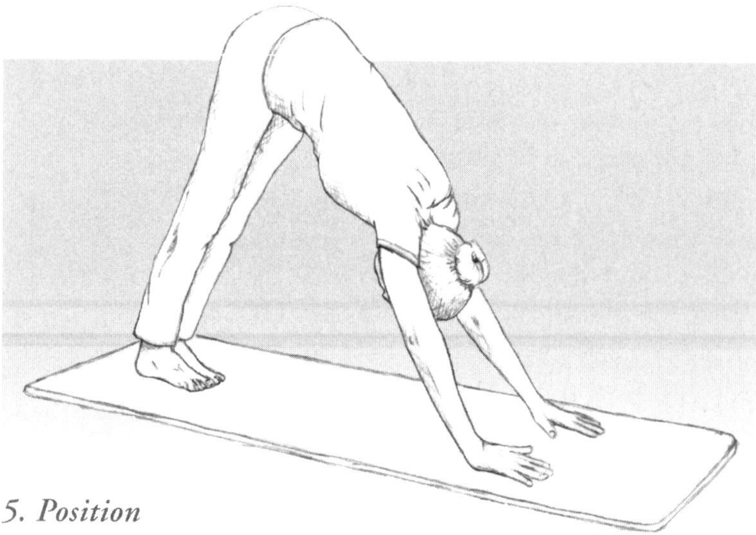

5. Position

Atmen Sie aus, strecken Sie dabei das rechte Bein nach hinten und den Po nach oben. Die Fersen stehen fest auf dem Boden. Die Beine sind durchgestreckt, und der Rücken ist gerade. Bleiben Sie ein paar Sekunden lang in der Stellung. Atmen Sie dabei tief ein und aus. Diese Stellung nennt sich »der Hund«.

6. Position

Atmen Sie dann aus, senken Sie dabei langsam Ihren Körper, sodass Knie, Brust und Kinn nacheinander den Boden berühren, jedoch nicht das Becken. Bleiben Sie ein paar Sekunden lang in der Haltung. Atmen Sie gleichmäßig weiter.

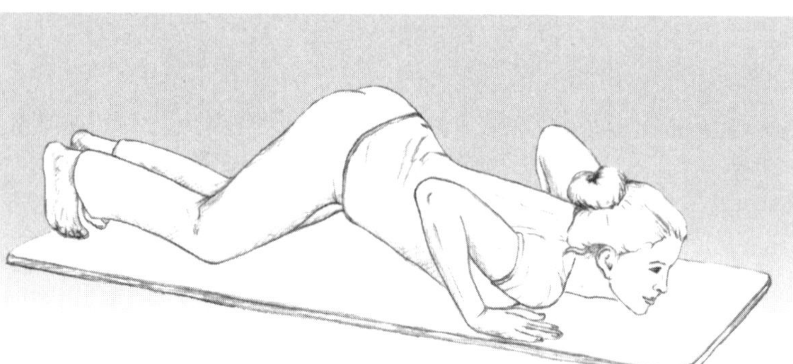

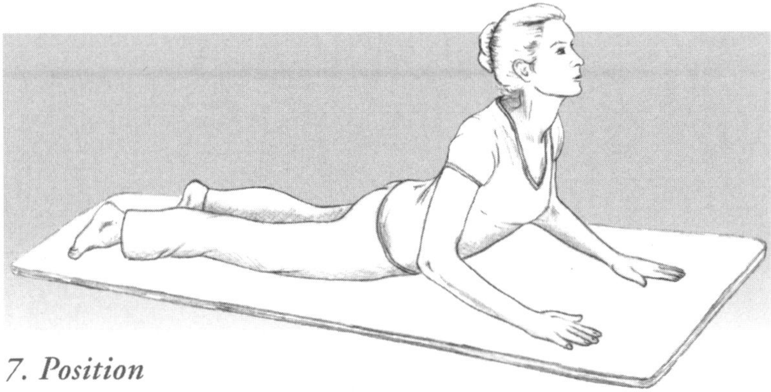

7. Position

Atmen Sie ein, und drücken Sie Ihren Oberkörper mit den Händen nach oben. Das Becken bleibt auf dem Boden. Legen Sie den Kopf in den Nacken. Bleiben Sie ein paar Sekunden lang in der Stellung, und atmen Sie gleichmäßig weiter. Achten Sie darauf, dass Beine und Po fest angespannt sind, um den unteren Rücken zu entlasten. Diese Stellung nennt sich »die Kobra«.

8. Position

Drücken Sie sich dann mit Händen und Füßen wieder in die 5. Position. Atmen Sie dabei aus.

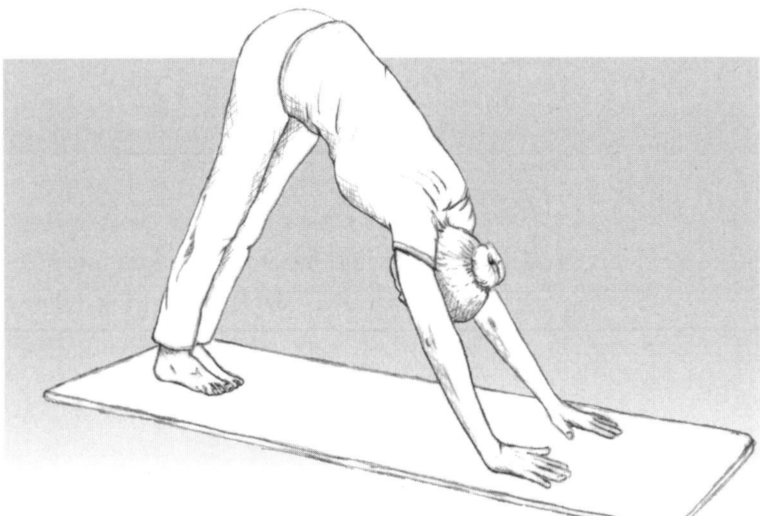

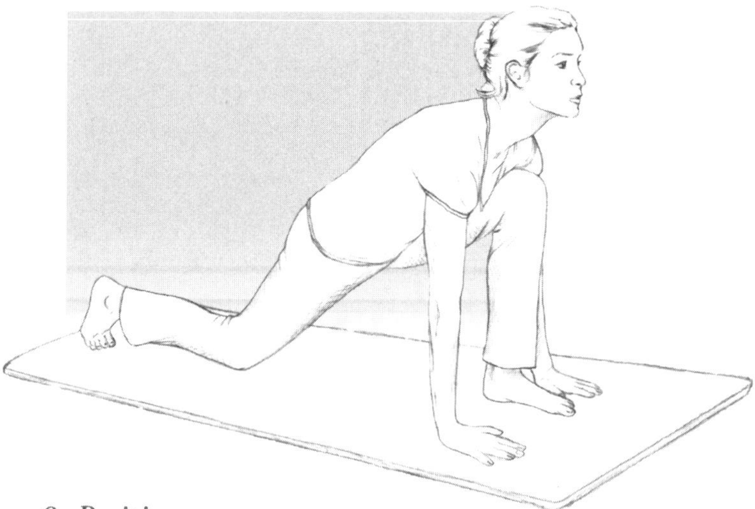

9. Position

Machen Sie dann langsam mit dem linken Fuß einen großen Schritt nach vorn. Atmen Sie dabei ein. Bleiben Sie ein paar Sekunden lang in der Stellung, und atmen Sie gleichmäßig weiter.

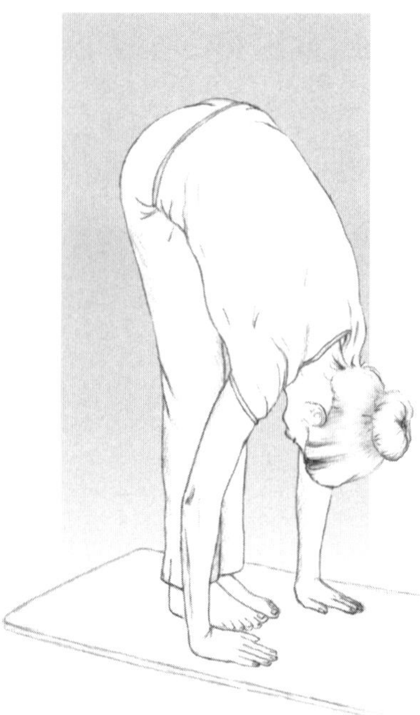

10. Position

Atmen Sie aus, führen Sie den rechten Fuß neben den linken und strecken den Po nach oben. Die Hände bleiben an derselben Stelle liegen (wie in der 3. Position).

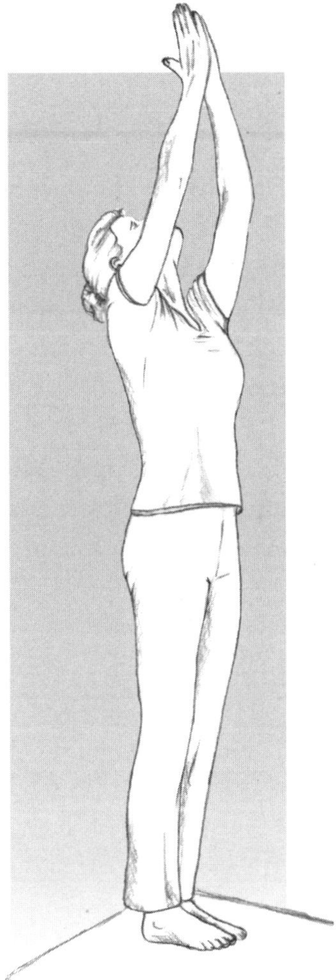

11. Position

Atmen Sie dann ein, und strecken Sie dabei langsam die Arme über den Kopf nach hinten.

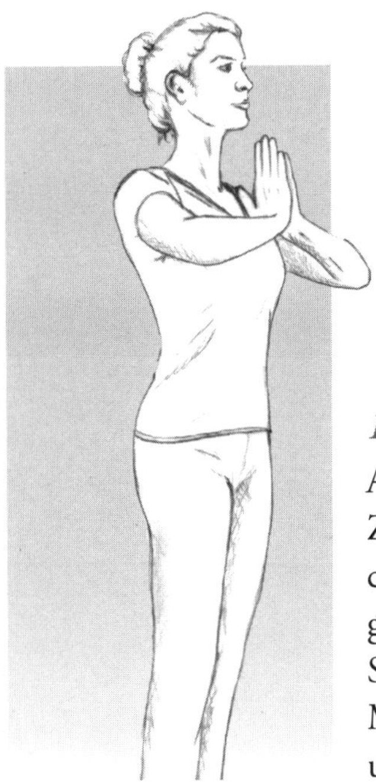

12. Position

Atmen Sie aus, und schließen Sie den Zyklus in der Ausgangsstellung. Drücken Sie die Handflächen vor der Brust gegeneinander. Bevor Sie den nächsten Sonnengruß starten, bleiben Sie einen Moment in der Ruhestellung stehen, und atmen Sie tief durch.

TRIKONASA - DAS DREIECK

Anschließend können Sie, wann immer Sie noch Zeit haben, die Trikonasa-Stellung und/oder die stehende Vorwärtsbeuge durchführen. Damit dehnen Sie Ihren seitlichen Brustkorb, halten die Wirbelsäule flexibel und unterstützen die Verdauung. Das Dreieck wirkt zudem harmonisierend auf alle Energiezentren des Organismus.

Die Ausgangslage ist wie beim Sonnengruß die stehende Stellung mit geschlossenen Beinen. Öffnen Sie dann die Beine wie bei einem Dreieck, spüren Sie die Fußsohlen auf der Erde.

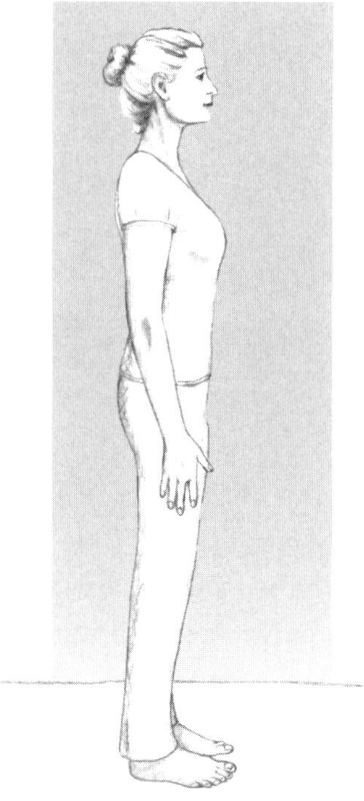

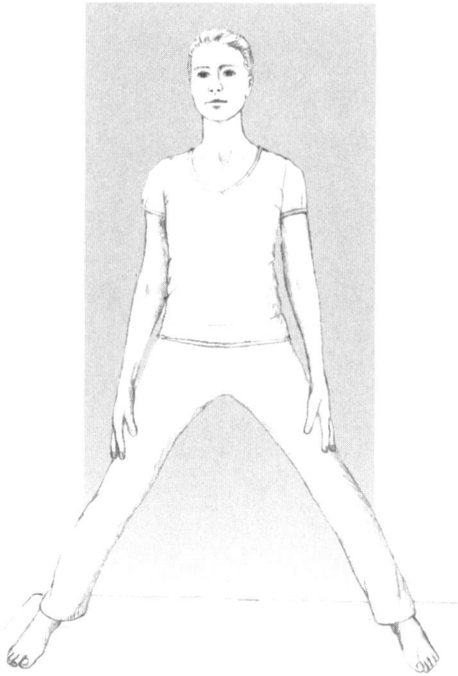

- Beim Einatmen heben Sie den gestreckten linken Arm. Beim Ausatmen den linken Arm und den Oberkörper nach rechts beugen. Der Arm ist dabei dicht am Ohr. Die rechte Hand gleitet am Bein entlang nach unten, soweit es Ihnen angenehm ist. Achten Sie darauf, dass Sie die Schultern nicht zu den Ohren ziehen und der Kopf- und Nackenbereich nicht verspannen.

- Tief in den Bauch atmen. Nach etwa 30 Sekunden langsam aus der Stellung kommen, kurz nachspüren und dann die Seite wechseln.

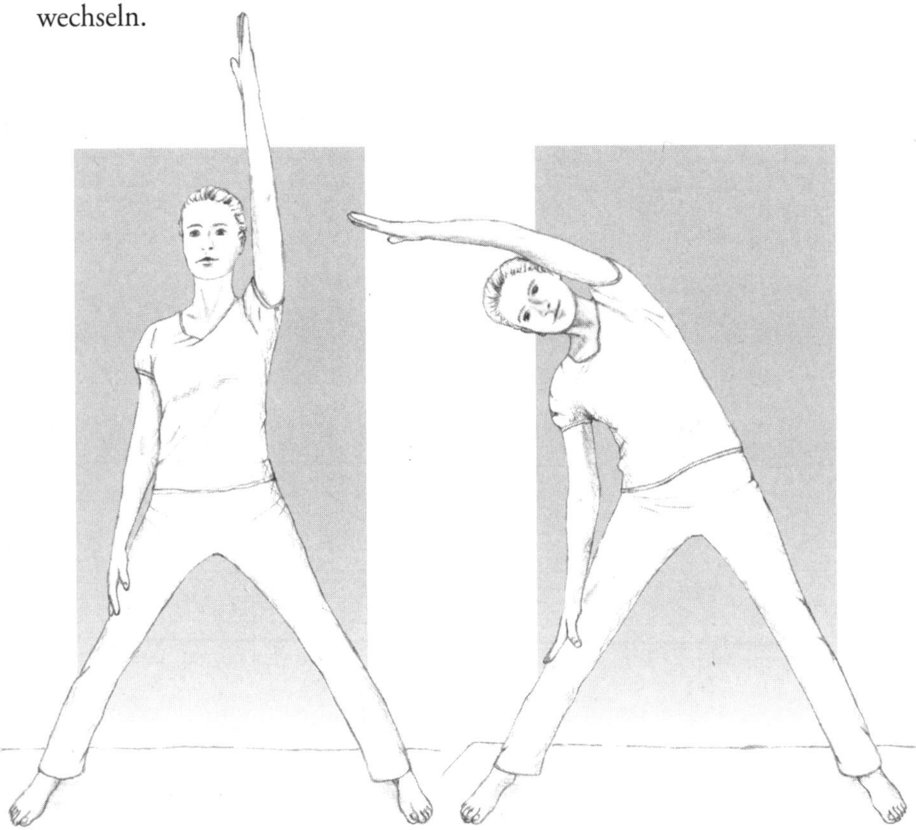

DIE STEHENDE VORWÄRTSBEUGE

Ausgangsstellung ist wieder die stehende Stellung mit geschlossenen Beinen.

Heben Sie beim Einatmen die Arme, und beugen Sie sich beim Ausatmen mit geradem Rücken nach vorn, bis die Hände den Boden berühren, oder so weit, wie es für Sie stimmig ist. Der Kopf hängt locker herunter.

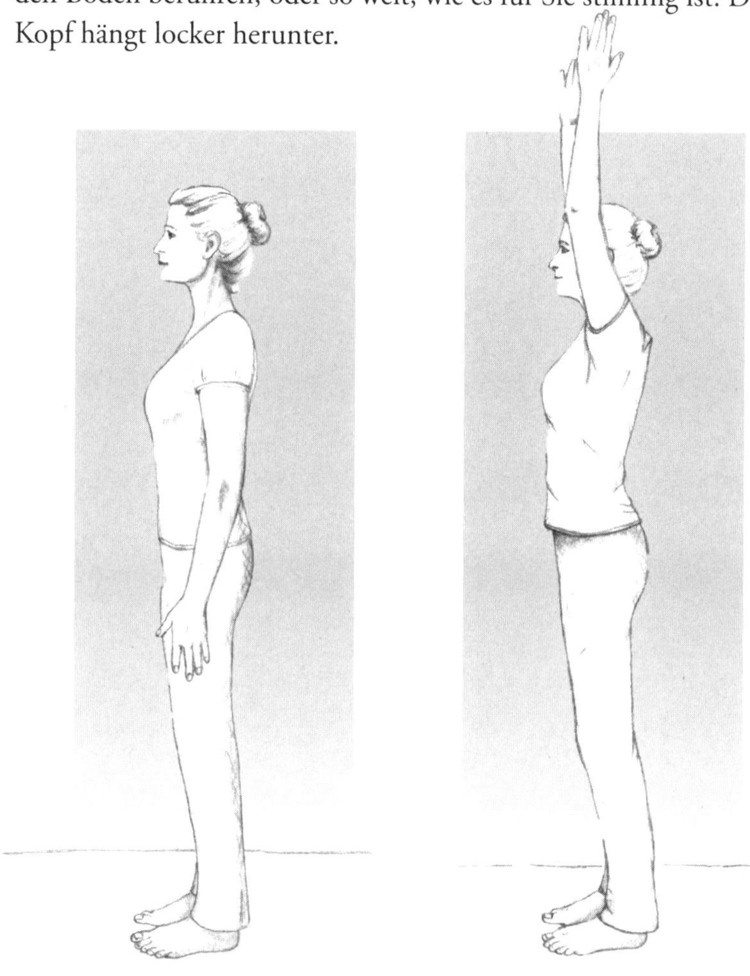

Atmen Sie tief in den Bauch, und spüren Sie die Atembewegung an den Oberschenkeln.

Wie die sitzende Vorwärtsbeuge (→ Seite 87), die Sie bereits kennengelernt haben, wirkt auch diese Asana aktivierend auf alle Verdauungsorgane.

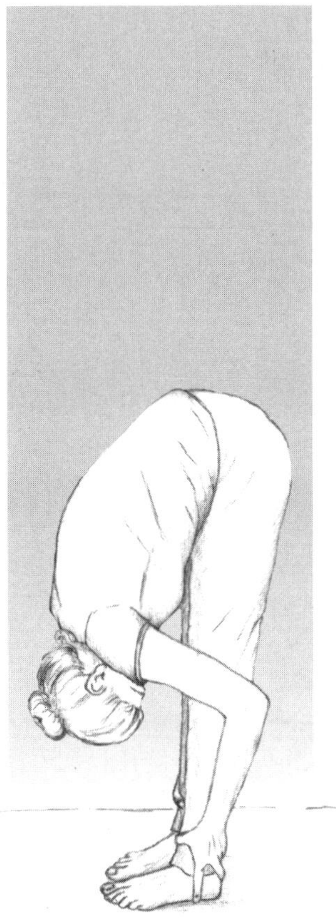

Hören Sie auf Ihr Herz

Um dauerhaft in Ihrer vollen Kraft zu bleiben, ist es sehr wichtig, dass Sie in sich hineinhören: Was tut mir wirklich gut? Welche Richtung will ich meinem weiteren Leben geben? Welches Umfeld lässt mich erblühen? Unsere Gesellschaft ist sehr verstandesorientiert. Wir neigen daher dazu, viele Dinge nur mit dem Kopf zu entscheiden. Nachher wundern wir uns manchmal, warum sich die Entscheidung falsch anfühlt, obwohl wir doch das Für und Wider so sorgfältig abgewogen haben.

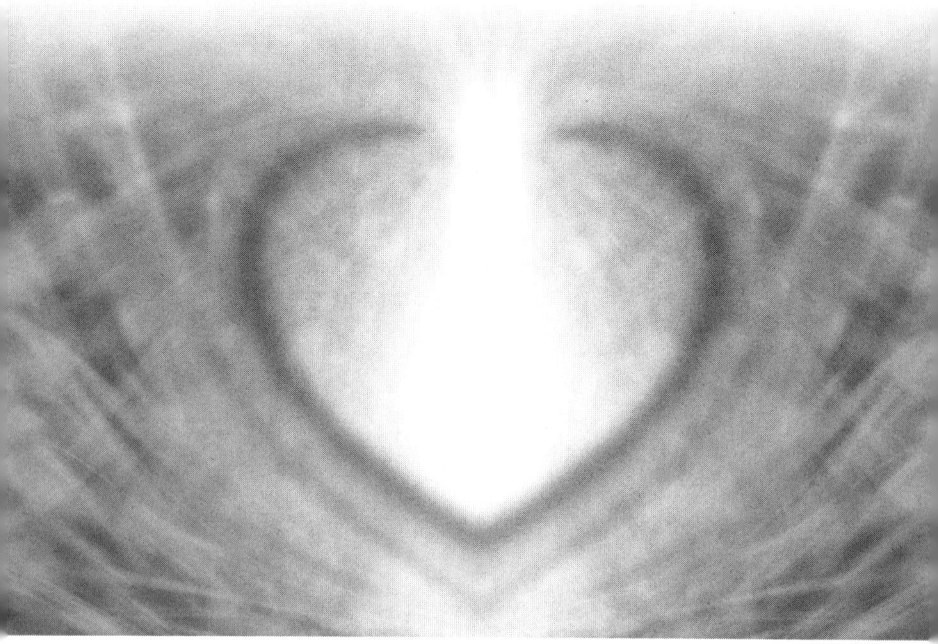

In der Regel liegt das daran, dass wir unsere seelische Mitte, unser Herz, nicht berücksichtigt haben. Das Herz trägt eine intuitive Weisheit in sich und ist in der Lage zu erkennen, was wirklich für uns richtig ist. Deshalb sollten wir seine Stimme stärken und lernen, auf sie zu hören. Eine wirksame Methode ist die Herzmeditation.

HERZMEDITATION

Führen Sie sie so oft wie möglich, am besten täglich, mindestens aber einmal die Woche durch. Nehmen Sie sich dafür morgens oder abends etwa zehn Minuten Zeit.

- Setzen Sie sich dazu bequem und mit aufrechter Wirbelsäule hin. Alternativ können Sie sich auch auf den Rücken legen, die Arme liegen dann locker neben dem Körper, die geöffneten Handflächen zeigen nach oben.

- Schließen Sie locker die Augen, und konzentrieren Sie sich auf das ruhige Ein- und Ausatmen durch die Nase.

- Lassen Sie den Atem natürlich fließen, und nehmen Sie die Haltung eines stillen, friedvollen Beobachters ein.

- Konzentrieren Sie sich schließlich auf Ihren Herzraum. Wie fühlt er sich an? Werten Sie nicht, beobachten Sie nur.

- Stellen Sie sich nun vor, dass Sie mit dem Herzen ein- und ausatmen. Mit jedem Einatmen schicken Sie Wärme und Liebe in Ihre seelische Mitte. Mit jedem Ausatmen lassen Sie Schwere und Traurigkeit los.

- Stellen Sie sich schließlich vor, wie eine wunderschöne Blume Ihrer Wahl in Ihrem Herzen erblüht. Wie sieht Ihre Herzblume aus? Welche Farbe hat sie?

- Kommen Sie schließlich langsam wieder zurück, und öffnen Sie sanft die Augen. Geben Sie sich einige Momente Zeit, und spüren Sie nach: Was hat sich verändert? Wie fühlt sich Ihr Herz jetzt an?

DAS »OM« ZELEBRIEREN

Ich lade Sie dazu ein, sich zu allen Übungen für Körper, Geist und Seele eine kleine »Für-mich-Ecke« in Ihrem Zuhause einzurichten. Eine Blume, eine Kerze, eventuell Räucherstäbchen, eine Yoga-Matte, ein Kissen, andere Dinge, die Ihrer Seele schmeicheln – mehr brauchen Sie dazu nicht.
Unser Organismus ist klug – er weiß schnell, dass hier etwas vor sich geht, was ihm guttut. Er wird so mit der Zeit ganz automatisch in den Entspannungsmodus schalten, wenn Sie sich an diesem Platz bewegen.

Wann immer Sie Zeit und Muße haben, setzen Sie sich in die bequeme Schneidersitz-Stellung, und schließen Sie die Augen. Atmen Sie tief in den Bauch ein, und intonieren Sie dann drei- oder siebenmal das Om.

Nach jedem Einatmen folgt ein Tönen. Konzentrieren Sie sich dabei auf ein helles Licht hinter der Stirn. Alternativ können Sie auch ein anderes Wort intonieren, das für Sie eine große Bedeutung hat, z. B. »Liebe« oder »Friede« oder »Glück«.

Der Urlaut »OM« spricht insbesondere das siebte Chakra an, das Kronenchakra, das sich am Scheitel befindet. Seine Themen sind Selbstverwirklichung, Spiritualität und Verbundenheit mit dem Kosmos. Dem Kronenchakra werden violettes, weißes oder goldenes Licht sowie die Lotusblüte zugeordnet.

FUSS-MASSAGE MIT DER KAASH-SCHALE

Mit den Füßen stehen wir in direktem Kontakt zur Erde. Die Füße erden uns nicht nur und sorgen so dafür, dass wir trotz vielfältigster Außenreize auf dem Boden, bei uns, bleiben. Die Fußsohle ist auch über Nervenbahnen mit den wichtigsten Organen des Körpers verbunden. Deshalb hat eine Fußreflexzonenmassage eine starke Wirkung auf den ganzen Organismus.
Schon in den frühen ayurvedischen Schriften wird nicht nur den sieben Hauptchakras an der Wirbelsäule, sondern auch den Energiezonen an den Händen und Füßen eine große Bedeutung für die Gesundheit des menschlichen Organismus zugeschrieben. Die Hand- und Fußchakras bilden alle Körperregionen ab.

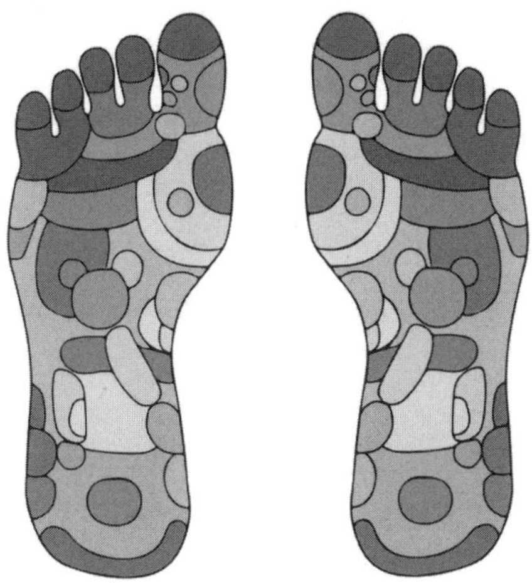

Schon Jahrtausende, bevor die westliche Fußreflexzonentherapie durch den amerikanischen Hals-Nasen-Ohren-Arzt William Fitzgerald (1872–1942) begründet wurde, wussten ayurvedische Heiler, dass sich durch die Stimulation verschiedener Punkte körperliche Störungen beheben lassen und man den Organismus insgesamt harmonisieren kann.

Kaash ist eine Metallmischung aus den Hauptbestandteilen Kupfer und Zinn. Beide sollen eine gesundheitsfördernde Wirkung haben.

- Die Unterseite der kleinen Schale wird zunächst vom großen zum kleinen Zeh, dann an den Fußballen kreisförmig bewegt.

- Dann werden jeweils die Außenkanten bis nach unten zur Ferse massiert.

- Anschließend werden die Fußwölbung in der Mitte des Fußes und die Ferse umkreist.

- Zum Schluss wird noch einmal die gesamte Fußsohle in kleinen und größeren Kreisen massiert.

Sie können die Massage mit einem Dosha-Öl, mit Ghee (→ Seite 105 f.) oder auch einfach nur mit der Schale machen. Sie erdet uns, stärkt das Immunsystem und den Kreislauf und entspannt den gesamten Organismus. Am besten führen Sie sie abends vor dem Schlafen durch – Sie werden sehen, dass Sie dann wunderbar zur Ruhe kommen!

AUS DER AYURVEDA-PRAXIS – EIN JAHR SPÄTER

Erinnern Sie sich? Auf den letzten Seiten des zweiten Kapitels (→ Seite 70 ff.) habe ich Ihnen drei Klienten aus meiner Ayurveda-Praxis vorgestellt.

Tanja, Gregor und Sandra damals

Die 28-jährige Tanja litt unter verschiedenen Symptomen wie Haarausfall und ständig wiederkehrenden Infekten. Daneben schleppte sie viele ungelöste Beziehungsprobleme mit sich herum. Die Anamnese und ayurvedische Diagnosetechniken hatten eine ausgeprägte Pitta-Störung gezeigt.

Der 48-jährige Lehrer Gregor fühlte sich ständig erschöpft und überlastet. Dazu kamen chronische Verdauungsprobleme und ein ausgeprägter Tinnitus. Er kam überhaupt nicht mehr zu Ruhe und bewegte sich am Rande eines Burn-outs. Die Vata-Energie war bei ihm stark erhöht.

Mit chronischer Bronchitis und Nasennebenhöhlenentzündungen hatte die 51-jährige Sandra zu kämpfen. Zudem signalisierten wiederkehrende Hautausschläge das Ungleichgewicht, in das ihr Organismus geraten war. Trotz langen Schlafs war sie nie wirklich erholt und konnte sich oft zu nichts mehr aufraffen. Neben überflüssigen Pfunden schleppte sie viele ungelöste Probleme aus ihrer Kindheit mit sich herum.

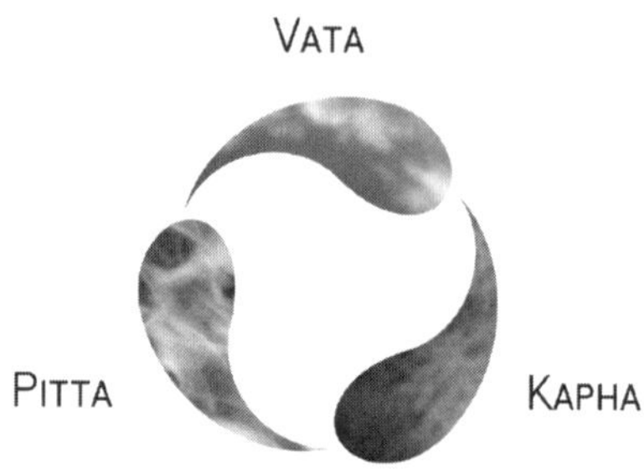

Bereits nach der ayurvedischen Entschlackung waren bei allen drei Klienten die körperlichen Beschwerden, unter denen sie teilweise bereits seit Jahren litten, deutlich abgemildert. Die Motivation, weiter in ihre Gesundheit zu investieren und den ayurvedischen Weg konsequent weiterzugehen, war entsprechend hoch. Mit den speziell auf sie abgestimmten ayurvedischen Kräutern, Übungen und einer auf ihren Dosha-Typ abgestimmten Ernährung kamen Tanja, Gregor und Sandra Schritt für Schritt in ihr Gleichgewicht zurück. Das verlieh ihnen die Energie, ihre Themen anzugehen.

ZIEL-TAGEBÜCHER

In meiner Ayurveda-Praxis habe ich mit der Erstellung von Ziel-Tagebüchern sehr gute Erfahrungen gemacht. Zu Beginn wird der Ist-Zustand des Klienten beschrieben und mit Fotos dokumentiert. Nach der Entschlackung definiere ich gemeinsam mit dem Klienten zu Beginn des in der Regel einige Monate dauernden Aufbauprogramms seine Behandlungsziele. Im Zentrum stehen dabei Fragen wie:

- Wie genau definieren Sie für sich Ihren idealen Gesundheitszustand auf körperlicher, geistiger und seelischer Ebene?
- Wie möchten Sie sich idealerweise fühlen? Wie möchten Sie aussehen?
- Lässt sich dieses gesundheitliche Ziel in Etappenziele unterteilen?
- Was können Sie in welchem Zeitraum dafür tun, um diese Teilziele zu erreichen?
- Was benötigen Sie, um Ihr Ziel zu erreichen? Gibt es mögliche Mitstreiter?

DIE MACHT DER SINNE NUTZEN

Unser Unterbewusstsein reagiert sehr stark auf Bilder. In meiner Praxis arbeite ich beispielsweise häufig mit Ziel-Fotos. Das heißt, meine Klienten suchen sich ein Foto oder ein Bild, etwa aus einer Illustrierten, das ihr Ziel oder ihr Gefühl beim Erreichen ihres Gesundheitsziels visualisiert. Oder sie malen selbst ein Bild. Dieses kleben sie in ihren Zielplan und betrachten es immer wieder, morgens, wenn sie aufstehen, und abends, bevor sie zu Bett gehen. Das Ziel brennt sich so immer stärker in ihr Unterbewusstsein ein.

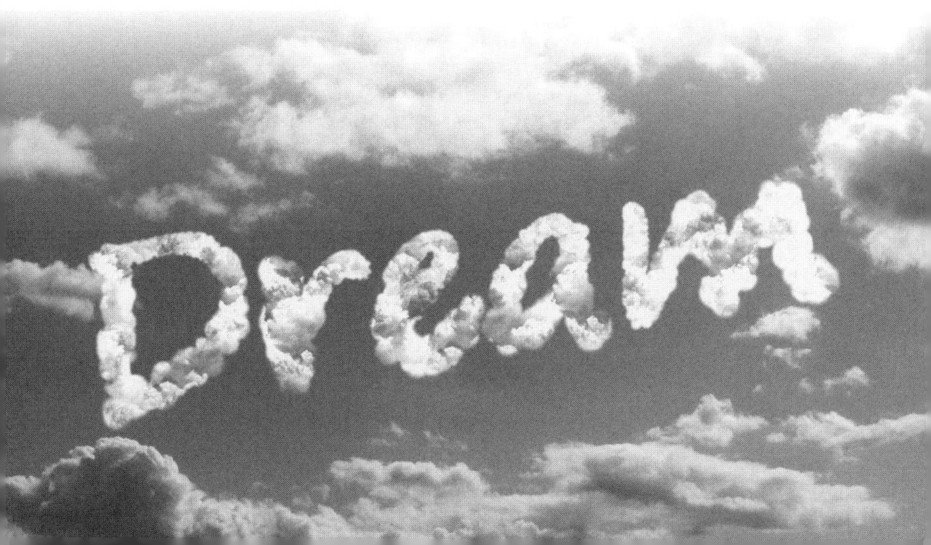

Tanja, Gregor und Sandra heute

Ein Jahr später zeigt sich die Situation meiner drei Klienten bereits deutlich verbessert, neuer Lebensmut, Kraft und Freude bestimmen deren Leben, nicht mehr ein Gefühl von Machtlosigkeit und Ausgepowertsein.

GRENZEN WAHREN

Juristin Tanja hat gelernt, ihre Leistungsgrenzen zu erkennen und zu wahren. Sie hat gelernt, »Nein« zu sagen, und überrascht festgestellt, dass ihr dies auch von Kollegen mehr Anerkennung eingebracht hat. Im Gegensatz zu Beginn der Behandlung äußert sie ihre Meinung nicht mehr aggressiv, sondern souverän. Ihre Hitze und Aggressivität ist mit dem Pitta-Übergewicht verschwunden. Stattdessen hat sie zu einer neuen Weichheit gefunden. Sie hat wieder Zeit und Lust, mit Freunden etwas zu unternehmen, und hat vor Kurzem einen Mann kennengelernt, mit dem sie sich eine Zukunft vorstellen kann. Tanja fühlt sich so glücklich und ausgeglichen wie nie.

PROBLEME LOSLASSEN

Als ich Gregor nach einigen Monaten wiedertreffe, staune ich: Der gerade mal 48-jährige Mann war damals wie ein Greis zu mir in die Praxis kommen. Nun strotzt er vor Energie – obwohl sich die äußeren Umstände – große Herausforderung als Sonderschullehrer, Schulden nach Hausbau – nicht verändert haben. Er hat begonnen, einen Yogakurs zu machen, und kann sich wieder entspannen. Es gelingt ihm nun, Probleme zu akzeptieren und loszulassen. Sie nicht persönlich zu nehmen. Statt sich mit Alkohol zu betäuben und vom Fernseher dauerberieseln zu lassen, sucht er nun öfter mit seiner Frau die Ruhe bei Spaziergängen und kann diese genießen. Die ayurvedische Ernährungsweise – warme, gedünstete Speisen zu festen Uhrzeiten – hat seine Vata-Energie ins Gleichgewicht gebracht. Er ist geerdet.

WIEDERGEWONNENE LEICHTIGKEIT

Sandra litt unter einer Kapha-Störung und war ständig verschleimt und erkältet. Durch die Entschlackung war sie die chronische Nasennebenhöhlenentzündung und Bronchitis, die sie seit Jahren plagte, losgeworden. So hatte sie die Kraft, endlich in ihrem Leben aufzuräumen. In ihrer Wohnung, in der sich seit langer Zeit viel überflüssiger Ballast angesammelt hatte, mistete sie gründlich aus.

»Ich fühle mich viel leichter«, sagte sie bereits einen Monat nach Beginn der Behandlung zu mir. Zudem widmete sie sich in Gesprächen mit einer Psychologin der Beziehung mit ihren Eltern und konnte Frieden mit ihnen schließen. Auf einmal schien alles wie von selbst, wie zufällig, zu passieren. Beim Einkaufen lernte sie eine Frau aus der Nachbarschaft kennen, mit der sie jetzt regelmäßig Nordic Walking betreibt.

Gemeinsam mit der ayurvedischen Ernährungsweise und dem wiedergewonnenen seelischen Gleichgewicht führte dies dazu, dass ihre überflüssigen Pfunde purzelten und sie sich endlich wieder wohlfühlte in ihrer Haut. Zum ersten Mal seit Kindheitstagen, wie sie es formulierte.

Ein einzigartiges Geschenk

Zum Abschluss der Behandlung und des Ziel-Tagebuchs machen wir stets ein aktuelles Foto des Klienten. Es ist für mich immer wieder ein großes Wunder und einfach wunderschön zu beobachten, wie Menschen innerhalb weniger Monate wieder in ihrer vollen Kraft erblühen können, wenn sie in ihre Mitte zurückfinden. Dafür bin ich sehr dankbar! Dies ist ein einzigartiges Geschenk!

AYURVEDA IST EIN WUNDERBARER WEG,
UM DIESES ZIEL ZU ERREICHEN.
ICH LADE SIE DAZU EIN, IHN ZU BESCHREITEN!
ES IST NIEMALS ZU SPÄT DAZU!

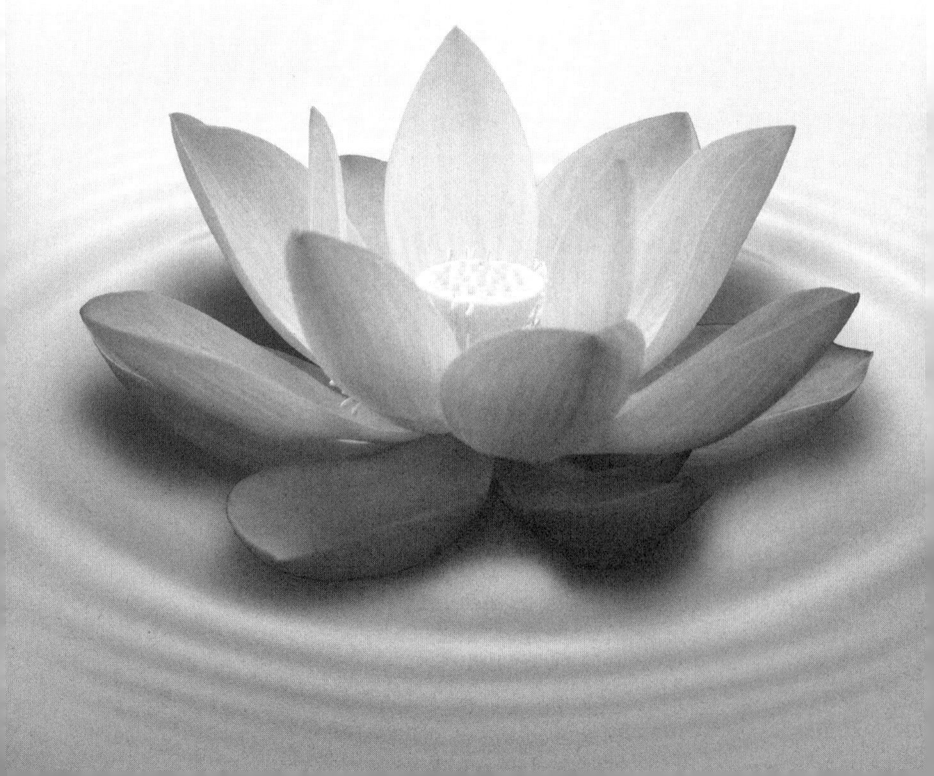

DANKSAGUNG

Es ist für mich ein Herzenswunsch, den einzigartigen Weg zu Gesundheit und Glück, den Ayurveda bietet, möglichst vielen Menschen zu öffnen. Ich bin daher glücklich und dankbar, dass ich mein mittlerweile viertes Buch schreiben durfte.
An dieser Stelle möchte ich jenen danken, die mich beim Schaffensprozess des vorliegenden Buches unterstützt haben. Dem wunderbaren Team meiner Ayurveda-Praxis in Augsburg, das mir täglich den Rücken freihält. Meiner Familie und meinen Freunden, die mich stets unterstützt und ermutigt haben und an mich glauben. Meinen Klienten, die mir als Ayurveda-Therapeutin seit fast 30 Jahren ihr Vertrauen schenken. Ihre Entwicklung zu beobachten ist für mich eine unglaubliche Inspirationsquelle und ein Geschenk.
Danke von Herzen auch an Claudia Wohlhüter für ihre Ideen und ihre Kreativität bei der Realisierung dieses Buchprojekts. Und an den Mankau Verlag für die wertschätzende Zusammenarbeit.
Ein Buch über Ayurveda wäre nicht möglich ohne die vielen Lehrer und Meister, die mir ihr unschätzbares Wissen weitergegeben haben. Mein besonderer Dank geht an Sascha Kriese für sein Vorwort und sein ungemein wertvolles Feedback.
Meinem großen Lehrer Baba Ramdas Swami habe ich dieses Buch in tiefer Dankbarkeit gewidmet.

Balvinder Sidhu

ZUR AUTORIN

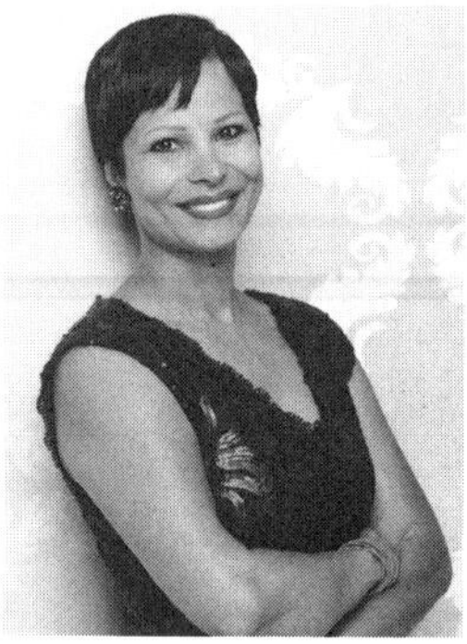

Ayurveda-Expertin Balvinder Sidhu ist im Norden Indiens geboren: Mit der ayurvedischen Heilkunde ist ihre Familie schon seit Generationen verwurzelt. Seit ihrem zwölften Lebensjahr lebt Balvinder Sidhu in Deutschland. Die Gesundheitsberaterin betrachtet es als ihre Berufung, das jahrtausendealte ganzheitliche Wissen der hinduistischen Gelehrten mit den Bedürfnissen der westlichen Gesellschaft zu verbinden. Seit fast 30 Jahren leitet sie das Institut Kaya Veda® in Augsburg. In ihren Büchern gibt Balvinder Sidhu dem Leser lebensnahe ayurvedische Lösungen für typische »westliche« Probleme an die Hand. Unter anderem hat die Ayurveda-Beraterin die Ratgeber »Haarausfall – Ayurvedische Ansichten & Lösungsansätze«, »Das Ayurveda-Glücksbuch« und »Energiequelle Ayurveda« veröffentlicht.

Kontakt:

KAYA VEDA · Ayurvedische Spezialkosmetik GmbH
Balvinder Sidhu
Tel. 08 21/5 67 45 00
E-Mail: info@kaya-veda.de
Internet: www.kaya-veda.de

Haben Sie Fragen an Balvinder Sidhu?
Anregungen zum Buch?
Erfahrungen, die Sie mit anderen teilen möchten?
Nutzen Sie unser Internetforum: www.mankau-verlag.de/forum

REGISTER

Abhyanga (Ölmassage) 83
s. a. Massagen
Agni (Verdauungsfeuer) 34, 41, 43, 47, 57, 60, 65, 80, 100, 110, 114 f., 118
Alkohol 31, 54
Alterungsprozess 14 f.
Altlasten 11, 50 ff., 61 ff.
Ama (Schlackenstoffe) 34, 57, 61, 64 ff., 75, 83, 101
Antlitzdiagnose 66
Äther (Element) 23

Blockaden, geistige/seelische 11

Chakra, drittes (Manipura) 85 f.
Chakra, siebtes (Kronenchakra) 146

Darmflora 38 f., 45, 58, 102
Darmträgheit 62 f.
Detox-Tee 104
Dhatus 58
Dinkelflocken 102 f.
Dosha-Konzept 22 ff., 41, 54, 67, 100
Dosha-Test 28 f.

Entschlackung/Entgiftung 30 ff., 57, 63, 66, 68 ff., 78 ff., 100 ff.
– Zubehör 101 f.
Entschlackungskonzept, ayurvedisches 17
Erde (Element) 23
Ernährung, ayurvedische 40 ff.
Ernährungstipps 46
s. a. Nahrungsempfehlungen

Fallbeispiele 70 ff., 149 ff.
Fastentrunk 105
Feuer (Element) 23
Flohsamenschalen, indische 102, 112, 117 f.
Flüssigkeitszufuhr 47, 57
Freundschaften prüfen 92 f.
Fünf-Tage-Programm 116 ff.
Fußreflexzonenmassage 147 f.

Garshan (Trockenmassage) 83, 101
Gefühle bewusst machen 93 f.
Geschmacksrichtungen 45 f.
Gewürze 43 ff., 57, 123
Ghee 43, 102, 105 f., 108 f., 113, 117, 148
Grundelemente 22 f.

Herzmeditation 145

Infektanfälligkeit 33, 39, 56, 71
Ingwerwasser 46, 102, 104, 107, 114, 132
Innen und Außen, Gleichgewicht 24
Intuition 42, 144

Kaash-Schale 147 f.
Kapha(-Typ) 23 f., 27 ff., 41, 51, 62, 64, 66, 74 f., 80, 82, 90, 101, 110, 130 ff., 149, 153
Kobra (Yogaübung) 88
Körper/Geist/Seele 10 f., 14 f., 17, 21, 24, 30 ff., 50 ff., 70, 78, 82, 100, 116, 146
Körperreinigung 10 ff., 17, 30 ff.

Lebenskraft, ursprüngliche 15 f.
Luft (Element) 23
Lungenreinigung 84, 86

Malas 61, 64
Mand und Peya (Khichadi) 108 f.
Massagen 82 f., 101, 119, 126
Medikamente 31, 54
Meditationsformen 94 ff.
Müdigkeit, chronische 33, 39, 56, 62, 72
Mundspülung 81, 101
Mungbohnen 102, 108 ff., 115, 117 f.

Nadi (Pulsfrequenz) 67
Nageldiagnose 66
Nahrungsempfehlungen 122 ff.
Nasenspülung (Nethi) 82
Nikotin 31, 54

Ölziehen (Gandusha) 81 f.
Om zelebrieren 146
Ordnung/Struktur 90 f.

Pitta(-Typ) 23 f., 26, 28 f., 41, 60, 64, 70 ff., 110, 126 ff., 149, 152
Prakruti (Gleichgewicht der Doshas) 24, 54 f.
Pranayama 95 ff.
Pulsdiagnose 67, 72, 75

RAM (Mantra) 86
Reinigung für Geist und Seele 89 ff.
Reinigungsrituale 80 ff.
Reizdarm 62 f.
Rezepte 103 ff.

Schlacken 10 f., 51, 65
– Ursachensuche 54 ff.
Schlafstörungen 63, 72
Selbst, wahres 21 f.
Selbsttest Verschlackung 68 f.
Shakti (Lebenskraft) 34
Sitali-Atemtechnik 128 f.
Sonnengruß 126, 133 ff.
Speisen, warme 42
Srotas 60, 100
Stille-Oasen 92
Stress 22 f., 25, 31, 39, 43, 53, 55 f., 78, 84, 89, 114, 119, 128

Tages-/Jahreszeiten, Einfluss 41
Trikonasa 140 f.

Übersäuerung 55 f.
Unordnung 51 f.

Vata(-Typ) 23 ff., 41, 55, 62 ff., 66, 72 ff., 110, 122 ff., 133, 149, 153
Verdauung 20 ff.
Verdauungsprozess 34 ff., 41 f., 57
Vikruti 54 f.
Visualisierungen 79
Vorwärtsbeuge 87, 142 f.

Wasser (Element) 23

Zehn-Tage-Programm 112 ff.
Ziel-Tagebücher 150 f.
Zungendiagnose 65
Zungenreinigung 80 ff., 101